AF494647

LETTRES

Pour servir de Réponses à un Ecrit qui porte pour titre :

LETTRE A M. BOUVART

Par A. PETIT, *Docteur-régent de la Faculté de Médecine en l'Université de Paris ; membre des Académies Royales des Sciences de Paris, de Stokolm, de la Société d'Agriculture, ancien Professeur public d'Anatomie, de Chirurgie, & de l'Art des Accouchemens.*

An, si quis atro dente me petiverit,
Inultus ut flebo puer?

Horat. Epod. VI.

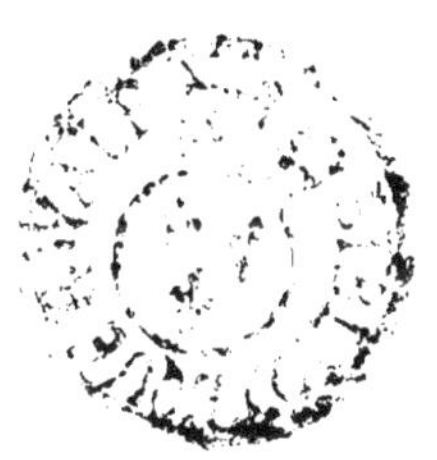

A AMSTERDAM.

On en trouve à Paris

Chez HERISSANT le fils, Libraire rue S. Jacques.

M. DCC. LXIX.

LETTRE I.

Qui pourra vous croire, Monsieur? A la page 277e de votre écrit *vous avez*, dites-vous comme si vous étiez l'offensé, *vu mes procédés d'un œil froid & tranquille.* C'est de quoi ceux qui l'ont lu ne doivent pas être persuadés. Ils ont du voir au contraire que, du commencement à la fin, il ne respire que la colère & l'emportement, & qu'au défaut de raisons dont vous puissiez me combattre, vous faites pleuvoir sur moi une grêle d'injures. C'est un cloaque qui regorge d'immondices, & qui va toujours se grossissant jusqu'à la fin. Au lieu de cours d'anatomie, que ne vous attachiez-vous, Monsieur, à faire des cours d'injures! Avec les heureuses dispositions que vous montrez, vous eussiez formé les élèves les plus distingués que l'on pût trouver en ce genre. Pouvez-vous nier que ce petit trait d'éloge ne vous soit bien légitimement du? &, fussiez-vous encore plus modeste que vous ne l'êtes, vous siéroit-il bien d'en rejetter le tribut? Les imputations *d'impolitesse*, *d'humeur*, *de malhonnêteté*, *de grossiéreté*, *de tracasserie*, *de mépris des bienséances*, *d'indécence*, *d'injustice*, *de malignité*, *de méchanceté*, *d'orgueil*, *d'arrogance*, *d'absurdité*, *de mensonge*, *de fausseté*, *d'imposture*, *de faux*, *de vil intérêt*, &c. &c. &c. dont vous me gratifiez avec autant de libéralité que d'injustice, font toute la force & la finesse de votre dialectique, & tiennent lieu d'ornemens à votre éloquence. Ignorez-vous que l'on doit des égards à ses confrères, du respect au public, qu'on s'en doit à soi-même: & avez-vous oublié que, dans cette dispute où vous avez été l'aggresseur, vous m'avez gravement offensé, pendant que, dans ma réponse à votre consultation, il ne m'étoit pas échappé un seul mot dont la décence ait à souffrir dans un écrit polémique? Il est vrai que j'ai profité des fréquentes occasions que vous m'aviez données, & de l'obligation indispensable où j'étois d'analyser vos sophismes, de dévoiler vos infidélités, de relever vos bévues, & de repousser vos injures. Mais pouvois-je m'en dispenser sans compromettre l'intérêt de ma cause ou celui de ma réputation? Si j'ai quelquefois employé l'ironie, l'ai-je jamais fait que dans les occasions où une réfutation sérieuse eût été de trop, & pouvoit donner du poids à des assertions hazardées de votre part? A la vue de cette critique, sans considérer que vous vous y étiez imprudemment exposé, vous n'avez plus écouté que le sentiment douloureux qu'elle vous causoit, & vous vous êtes livré sans mesure à toute l'impétuosité de votre passion. C'est ainsi qu'un enfant qui court sans précaution, & sans porter ses regards vers les obstacles qui se trouvent sur son passage, venant à se heurter rudement contre un corps solide, lui impute la douleur cuisante qu'il ne doit qu'à son étourderie. Il s'agite de dépit, trépigne, criaille, injurie &, au risque de se faire encore plus de mal, va même jusqu'à frapper la cause innocente de son infortune.

Dans la multitude des reproches que vous me faites, si celui de n'avoir mis aucun ordre dans ce que j'ai écrit n'eſt pas le plus offenſant, je puis toujours aſſurer qu'il n'eſt pas le moins injuſte. Avez-vous pu ne pas ſentir qu'ayant à répondre à votre conſultation, j'ai du m'aſſervir en quelque manière à l'ordre, ou, pour mieux dire, au déſordre qui y règne, & qu'ainſi le coup que vous voulez me porter tombe, non pas ſur moi, mais ſur l'auteur du plan défectueux que je n'ai ſuivi qu'à regret & ſans pouvoir m'en diſpenſer? Duſſiez-vous encore y trouver à redire, il me faut céder aujourd'hui à la même néceſſité, puiſque je ne puis vous combattre avec ſuccès qu'en vous ſuivant pas à pas, & en vous ramenant ſans ceſſe aux difficultés dont vous ne ceſſez de vous écarter.

Ainſi, Monſieur, dévoiler vos aſtuces & vos bévues, mettre au jour le peu de juſteſſe de vos raiſonnemens, reſtituer la vérité des faits que vous altérez, mais ſur-tout confondre votre hardieſſe extrême ſur les imputations calomnieuſes dont vous n'avez point de honte de me charger; voilà les objets auxquels je conſacre les lettres que j'ai l'honneur de vous écrire. Je ferai de mon mieux pour ne vous laiſſer rien de nouveau à deſirer, ni de raiſonnable à répondre.

Le premier reproche que vous me faites eſt de vous avoir fauſſement imputé de préſenter l'exemple des conformations monſtrueuſes comme *une preuve des naiſſances tardives* : ce qui me donne ſujet d'éclaircir deux queſtions; la première, ſçavoir, ſi j'ai mérité votre reproche; & la ſeconde, ſi vous n'avez pas plutôt mérité le mien. J'aurai bientôt diſcuté cet article. Voici le fait en deux mots. L'écrit du docte Monſieur Le Bas, dont le vôtre n'eſt que la gloſe, étale une très-prolixe énumération de fœtus monſtrueux : & l'auteur en conclut que, s'il y a des monſtres, il peut bien y avoir aussi des naissances tardives; *parité*, ai-je dit, *qu'adopte Monsieur Petit, & qu'il essaye de justifier par des raisons de détail.* Lors donc que je m'en tiens là, (car c'est tout ce que j'ai dit en cet endroit qui puisse vous regarder) devez-vous en inférer que je vous attribue de donner les productions monstrueuses pour *une preuve de la réalité des naissances tardives?* Je me contente, comme il ne tient qu'à vous de le voir, de vous regarder comme le sectateur de Monsieur Le Bas: & vous en jouez, en effet, assez bien le rôle. Mais, dans le cas où vous voudriez à toute force que le reproche dont vous vous plaignez fût réel, & que mes paroles le renfermassent, je vais vous montrer que vous l'avez mérité dans toute son étendue. Vous recourez, comme tous ceux qui sont serrés de près, à la ressource du *distinguo.* Vous prétendez n'avoir pas donné, pour *preuve des naissances tardives, les conformations monstrueuses,* mais seulement pour une *induction qui tend à les prouver*; & sur cela vous me renvoyez *à mon maître de philosophie, pour apprendre qu'il y a deux sortes de relations, l'une prochaine & immédiate & l'autre éloignée.* Vous ajoutez *que c'est de celle-ci, & non de l'autre, que vous avez voulu parler.* Mais, Monsieur, si *une induction* n'est pas *une preuve*, c'est au moins une portion *de preuve* & plusieurs *inductions* réunies peuvent la completter. Voilà ce que m'a appris mon maître de philosophie, qui, sans que je veuille le flatter outre mesure, étoit au moins meilleur dialecticien que le vôtre. Celui-ci auroit du vous dire que c'en étoit assez, & même trop, que d'employer la puérile distinction qui vous sert aujourd'hui de bouclier, & qu'il ne falloit pas ajouter & répéter, jusqu'à trois fois dans le même endroit, que, pour prouver les naiſſances tardives, *l'exemple des monſtres eſt une induction d'une très-grande force :* ce qui vous expoſe bien juſtement au reproche d'avoir donné l'exemple des monſtres comme *une preuve des naiſſances tardives :* car qu'eſt-ce, dites-moi, qu'une *induction d'une très-grande force ?* & en quoi conſiſte la différence d'une telle *induction*, à une *preuve ?* Si tant eſt qu'elle exiſte, elle eſt ſi mince qu'il faut avoir bonne vue pour l'appercevoir.

Que vous ayez, après tout, donné les conformations monſtrueuſes comme *une preuve* des naiſſances tardives ou comme une *induction* qui conduit à les prouver, c'eſt une choſe ſi fort indifférente à la queſtion, qu'on eſt ſurpris de vous voir férailler en pointilleux ſcholaſtique ſur un ſi pitoyable ſujet. Je vous avois prouvé d'avance qu'entre les productions monſtrueuſes & les accouchemens ſuppoſés tardifs il n'y a aucune ſorte de *relation*, puiſque tout enfant, ſoit régulièrement, ſoit monſtrueuſement conformé, n'en vient ni plutôt, ni plus tard à maturité, & qu'il en eſt de même d'un animal, ou d'un fruit quelconque. Mais cette réponſe que vous accuſez poliment *de partir d'une confiance bien peu réfléchie* ne vous a pas ſatisfait. Comme vous n'y avez rien oppoſé de raiſonnable, rien ne m'oblige à m'étendre d'avantage ſur cet objet. Je veux cependant bien m'y arrêter encore : &, pour ne vous pas ennuyer de vos propres diſcours, je ne vous les rapporterai ici que par forme d'extrait, mais ſans rien changer à vos expreſſions.

Entre les monſtres & les naiſſances tardives, dites-vous, *j'apperçois deux relations. L'une ſe tire des loix qui préſident à la formation des monſtres, & de celles en vertu deſquelles les groſſeſſes peuvent être prolongées : & la seconde du rapport des puissances que la nature emploie pour opérer l'une & l'autre de ces choses.*

Mes idées sur ces matières sont, à vous entendre, *fort peu débrouillées.* Pour moi je ne puis qu'admirer cette vive pénétration qui vous fait appercevoir des relations entre deux choses dont l'une est à la vérité démontrée, telle que les productions monstrueuses : & l'autre purement chimérique, sçavoir, les naissances tardives. J'admire encore d'avantage cette finesse de perception qui fait luire à vos yeux les rapports des puissances créatrices de ces deux choses : c'est-à-dire, les rapports de la réalité au néant. *On appelle monstre*, poursuivez-vous, *toute production qui n'est pas suivant les règles communes. Cependant les loix qui produisent ces êtres sont aussi constantes & uniformes que les autres*, (c'est-à-dire, que celles qui produisent les conformations régulières) *elles ne diffèrent des autres qu'en ce qu'elles ont lieu plus rarement.*

Etes-vous bien certain, Monsieur, vous qui ne trouvez pas *mes idées bien débrouillées*, de vous être bien entendu vous même ? Si les loix qui produisent les monstres & les conformations régulières, *ne diffèrent entre elles qu'en ce que les premières ont lieu plus rarement*, en quoi donc, je vous prie, peut consister la différence ? car la différence entre deux objets que l'on compare n'est autre chose qu'une disproportion dans la totalité de leur essence, ou dans quelqu'un de leurs attributs essentiels. Or, je vous demande si *avoir lieu plus ou moins fréquemment* est un attribut essentiel des différentes loix que vous supposez, & qui fasse la totalité ou partie de leur essence ?

La seconde relation que vous voulez établir

entre les monstres & les naissances tardives *dépend*, avez-vous dit, page 10, *du rapport des puissances que la nature emploie pour operer l'une & l'autre de ces choses. La loi* que j'appelle naturelle & que vous voulez, Monsieur, n'être *que celle que l'on observe être le plus communément suivie, souffre assez souvent exception relativement aux monstres: de ce qu'une règle souffre exception, il est naturel de présumer qu'elle en peut souffrir une seconde. En conséquence la raison semble insinuer qu'il est possible que cette seconde exception soit en faveur des accouchemens retardés: au reste, nous ne proposons qu'une induction que nous croyons aussi forte qu'elle est peu ridicule.*

Avant d'analyser ce vigoureux argument, ne pourrois-je point vous demander par quel effet magique, ce qui dans votre dernière phrase n'est d'abord qu'une *apparence d'insinuation de possibilité* (ce sont vos termes) se travestit sur le champ en *une forte induction?* En second lieu, dites-moi pourquoi vous soutenez que votre idée n'est pas ridicule, lorsque je me contente de la qualifier de déraisonnable? Remarquez enfin le peu de justesse de votre raisonnement que je vais vous présenter en abrégé, pour vous le faire mieux comprendre que vous n'avez fait en le construisant. " Si une règle souffre une exception, elle peut en „ souffrir une seconde? donc, s'il naît des monstres, „ il peut y avoir des naissances tardives. „ Pour que votre argument fût régulier & concluant, il falloit dire: " Si la loi de la nature souffre excep- „ tion sur un objet; elle peut en souffrir une au- „ tre sur le même objet: „ & de-là vous eussiez pu conclure que, s'il naît un monstre, il peut en naître un autre, & même cent mille; mais non pas qu'il peut y avoir des naissances tardives.

Au ſophiſme que je viens d'analyſer en ſuccède un autre qui, s'il ne le ſurpaſſe, l'égale au moins en ſubtilité.

Soit une machine en mouvement, dites-vous, (nous prendrons, ſi vous le voulez bien, pour exemple une montre) *ne ſera-t-il pas plus facile à l'ouvrier de ralentir ce mouvement, que de faire une autre montre d'après les mêmes principes, mais ſur un modèle différent? Si l'ouvrier fait la première de ces choſes qui eſt la plus difficile, il fera ſans doute la ſeconde qui eſt la plus facile.* Donc, concluez-vous, ſi la nature peut produire des monſtres, ce qui eſt le plus difficile, elle pourra opérer des naiſſances tardives qui ne ſont, par comparaiſon, qu'une bagatelle. On peut commencer par vous nier, Monſieur, que, ſi l'ouvrier eſt bon & tel qu'il le faut ſuppoſer, l'une des deux choſes propoſées lui ſoit plus difficile, ou plus facile à exécuter que l'autre. Il lui faudra ſeulement moins de tems pour retarder le mouvement d'une montre toute faite, que pour en conſtruire une nouvelle; mais, s'il eſt habile & exercé dans ſon art, il fera tout auſſi facilement une montre neuve, qu'il retardera le mouvement d'une montre toute faite. Quand même vous n'admettriez pas ce fait, au moins vous faut-il convenir que la nature, dont les opérations ſont déterminées par les loix immuables que lui a impoſées le Créateur, n'a pas plus de facilité, ni de difficulté à faire une choſe qu'une autre. A qui perſuaderez-vous que ce qu'elle opère plus communément lui ſoit plus facile à faire, que ce qu'elle exécute plus rarement? qu'il lui ſoit plus facile, par exemple, de produire de la pluie que des tremblemens de terre? En admettant même ce fait inadmiſſible, vous vous trouveriez encore fort loin de votre compte, & vous arriveriez au but directement opposé à celui où vous tendez; puisque les naissances tardives, en les supposant réelles, seroient, d'après votre raisonnement, fort communes; pendant que, par comparaison, les conformations monstrueuses deviendroient fort rares. Que gagnez-vous enfin à comparer les œuvres de la nature à un ouvrage de main humaine? Dans ce dernier il n'y a pas une pièce dont on ignore la figure, la grandeur, les dimensions, les proportions, les propriétés. On connoît les rapports que toutes les pièces ont ensemble, leurs forces respectives, leurs mouvemens, les frottemens qu'elles peuvent souffrir: & l'on connoît tout cela par des calculs & des démonstrations de la plus lumineuse évidence; au lieu que le mystère de la génération est couvert du nuage le plus épais, & que les connoissances que l'on en a sont si bornées, que les plus grands physiciens l'ont regardé jusqu'ici comme l'écueil de leurs recherches. Comment a-t il donc pu vous venir dans l'esprit de mettre dans la balance deux objets aussi disproportionnés? En voilà plus qu'il n'en faut, ce me semble, pour ruiner le système d'analogie que vous prétendez établir entre les conformations monstrueuses & les naissances prétendues tardives. Voyons si vous êtes plus heureux à vous défendre sur la comparaison que j'ai établie entre votre conduite & celle de ces graves philosophes qui, en attendant la démonstration du fait, donnérent, par provision, l'explication physique de la naissance d'une dent d'or dans la mâchoire d'un enfant. Avant d'avoir dit un seul mot qui tendît à prouver la réalité des naissances tardives, vous avez employé le tiers de votre consultation à expliquer par quel méchanisme se font les accouchemens tant précoces que tardifs. J'ai pensé bonnement pouvoir comparer cette conduite à celle de messieurs les sçavantas qui perdirent tant de tems & de paroles à disserter sur la dent d'or. Mais la manière dont vous avez reçu ma comparaison m'a fait croire qu'elle ne vous avoit pas autrement diverti. Aussi ne me reproché-je point d'avoir manqué mon coup, puisque ce n'est pas à votre amusement que je l'avois consacrée. *Il n'est personne*, dites-vous, *qui ne sache cette histoire.* Mais je m'en suis servi pour expliquer ma pensée. Vouliez vous, de bonne foi, qu'ayant ce dessein j'en choisisse une qui fût ignorée de tout le monde ? *Vous la rapportez tout au long.* Qu'en eût pu conclure le lecteur si je n'en eusse rapporté que la moitié ? Quoiqu'elle n'occupe que dix lignes de mon texte, n'avez vous pas vos raisons pour ne la pas trouver courte ? *Vous aimez à faire des recits.* Quelquefois ; mais seulement quand ils vont à mon objet. *Ce n'est pas la première fois que je m'en suis apperçu.* Si je ne m'en suis pas caché, quel mérite prétendez-vous attacher à cette découverte ? *Si les physiciens qui ont écrit sur la dent d'or*, poursuivez-vous, *au lieu de supposer, comme ils ont fait indiscrètement, la réalité du phénomène, avoient commencé par examiner s'il étoit possible qu'il existât rien de semblable ; & que, pour fixer leurs idées là-dessus, ils eussent développé la manière dont l'or est engendré dans les entrailles de la terre & les dents dans les alvéoles, cet examen n'eût eu rien que de raisonnable.* S'ils eussent fait tout cela, Monsieur, aulieu d'admettre, comme ils firent, la chose sans examen, il est très-clair qu'ils eussent fait, non comme vous le prétendez, une action *raisonnable*, mais une sottise à la place d'une autre : & qu'ils eussent tenu précisément la même marche que vous tenez pour aller à la découverte des naissances tardives. Car quelle étrange besogne leur taillez-vous là? grand Dieu! *Examiner s'il est possible qu'il vienne une dent d'or dans la mâchoire d'un enfant, & développer de quelle manière l'or est engendré dans les entrailles de la terre.* A-t-on donc besoin d'examen pour s'assurer que le corps humain n'est pas une mine d'or: & peut-on espérer de découvrir de quelle manière se forme ce métal, quand les chimistes de tous les siècles n'ont pas seulement pu jusqu'ici le décomposer? En vain vous défendez-vous d'avoir imité nos insensés philosophes, sous prétexte que vous avez commencé par chercher *si les naissances tardives étoient possibles, afin d'en rester là, si vous les trouviez impossibles: &, si au contraire vous les trouviez possibles, de chercher ensuite la preuve du fait.* Vous avez commencé par expliquer par quel méchanisme s'opèrent les accouchemens tant précoces, que tardifs; &, dussiez-vous encore régaler le public d'une douzaine de volumes pour vous justifier, l'explication que vous avez donnée renfermera, toujours & de toute nécessité, la supposition de la réalité des naissances tardives; puisqu'il est certain qu'on ne sçauroit expliquer un fait sans l'admettre. Enfin les accouchemens retardés existent ou non. S'ils existent, il vous étoit inutile d'examiner s'ils sont possibles: &, s'ils n'existent pas, tous vos examens & toutes vos explications ne réaliseront jamais une chimère. Ce point que je viens de traiter n'avoit aucun rapport à celui qui va suivre. Mais, pour les lier ensemble, trois pages d'injures, 20, 21 & 22, vous servent de transition. Il s'agit de la cause qui, selon moi, détermine l'accouchement.

J'ai dit, à cet égard, que la surface convèxe du placenta, parsemée de petits tubercules ou mammelons, s'adapte, par un simple contact, à la surface concave de la matrice organisée de manière à recevoir les petites éminences du placenta, & à y loger les siennes; qu'aux approches du terme de l'accouchement, l'enfant n'étant plus susceptible d'extension dans l'espace étroit où il est renfermé, & ne pouvant, non plus que le placenta, admettre de nouvelles liqueurs de la part de la mère, la force de leur impulsion se trouve employée à ébranler l'union qui est entre le placenta & la matrice: que, cette union étant une fois altérée, la force tonique de la matrice agit avec plus de liberté sur le placenta. Celui-ci, par sa résistance, irrite la matrice qui se contracte de nouveau & se met peu à peu dans un branle de contractions qui vont se rapprochant & prenant de la force jusqu'à ce que l'accouchement s'ensuive.

Contre cette théorie & contre moi vous lancez d'abord un nouveau jet d'invectives; puis, sans quitter cet usage qui vous est si naturel, vous niez la réalité des *tubercules* qui, s'il faut vous en croire, *n'ont d'existence que dans mon imagination.* Vous avez *examiné bien des fois le placenta de femmes que* vous veniez *d'accoucher;* vous en avez *disséqué d'autres à qui* vous aviez *fait après leur mort l'opération Césarienne;* vous avez *ouvert* bien des fois encore, *devant un assez grand nombre de spectateurs, des matrices de femmes grosses à différens termes; &, malgré toute l'attention & les précautions* dont vous vous dites *capable*, vous n'avez *point apperçu de tubercules.* Cela me donne tout à la fois sujet de vous plaindre & de vous féliciter: vous plaindre de n'avoir pu découvrir ce que d'autres avant vous ont vu très-distinctement; & vous féliciter de ce que, jeune encore, n'étant point accoucheur de profession, & ne faisant d'accouchemens que pour tuer (comme on dit) une suite aussi heureuse qu'extraordinaire de hazards ait pu vous présenter de si fréquentes occasions de vous instruire, pendant que ces occasions, si communes pour vous, sont si rares pour les autres, que les accoucheurs les plus employés en trouvent à grand'peine un très-petit nombre dans le cours de la plus longue carrière. Quoi qu'il en soit, vous traitez de vision *les tubercules* dont je parle. Il me seroit facile d'en prouver l'existence par des autorités de grand poids. Mais j'aime mieux ne vous opposer qu'un seul auteur qu'on ne vous accusera pas de détester, qui pour vous en vaudra mille, & que, depuis longtems, vous honorez d'une très-haute, d'une très-sincère estime & d'une confiance sans réserve. Cet auteur c'est vous-même, Monsieur. Oubliant ce que vous venez de me nier à la page 24e vous me l'accordez, à la 40e, avec une bonté si peu réfléchie qu'elle m'affranchit pleinement de toute reconnoissance. *Car ces vaisseaux*, dites-vous à l'endroit cité, *passent par des tubercules si petits que M. Heister les a pris pour un velouté.* Prenez tout le tems dont vous aurez besoin pour vous concilier avec vous-même : mais vous n'aurez pas d'autre réponse, jusqu'à ce que vous m'ayez fait sçavoir définitivement, (supposé que jamais vous le sachiez) si c'est à la 24e ou à la 40e page que je dois m'en rapporter. En attendant, je saute par-dessus un nouveau monceau d'ordures qui remplit les pages 26 & 27, & qui, dans tout le cours de votre écrit, précède, accompagne & suit toujours méthodiquement ce que vous allez dire, ce que vous dites & ce que vous avez dit. De-là je me trouve à l'endroit où, contre ce que j'ai avancé, vous soutenez qu'à la fin de la grossesse le sang de la mère, loin de trouver de la difficulté à traverser le placenta pour aller à l'enfant, fait ce trajet avec beaucoup plus de facilité. *Le placenta alors*, dites-vous, *est plus ample, il a plus de vaisseaux, ces vaisseaux sont plus libres, le fœtus absorbe davantage. Il renvoie à sa mère moins qu'il n'a reçu. Ce qu'il applique à sa propre augmentation occasionne dans ses vaisseaux un vuide qui le rend chaque jour capable de recevoir plus & de rendre moins. Ces dispositions vont toujours croissant pendant les quatre derniers mois de la grossesse où il double de volume. La mère suffit à peine à ses besoins. Consommant plus, il tire davantage. Ses organes plus forts augmentent la circulation.* Je me flatte que, dans ce court extrait, ce que vous avez dit en dix pages n'a rien perdu de sa force, si cependant vous voulez bien me passer que ce ne soit pas altérer votre texte, ou affoiblir vos raisons, que d'en retrancher, comme j'ai fait, les nombreuses injures & les fatiguantes répétitions qui s'y rencontrent. On peut bien vous passer la meilleure partie des faits que vous avancez ici : mais ne vous attendez pas qu'aucun médecin vous permette d'en conclure, comme vous faites, qu'à l'approche du terme de l'accouchement la circulation réciproque entre l'enfant & la mère devienne plus facile. Elle est alors plus difficile que jamais & presqu'impossible ; autrement il faut supposer que le fœtus est extensible à l'infini : &, franchement, cela n'est pas bien. Toute chose a ses bornes, Monsieur *l'ancien Professeur ;* faites attention que le fœtus est comprimé de toutes parts par l'eau qui l'environne, que cette eau est sans cesse pressée par les enveloppes qui la contiennent, que ces enveloppes le sont par la matrice, que la matrice l'est par le diaphragme & le péritoine ; celui-ci enfin par les muscles du bas-ventre & les tégumens. Ces parties ne sont pas extensibles à l'infini. Il vient un moment où la pression, que fait sur le fœtus le concours de tant de puissances, oppose une résistance insurmontable aux cours des liqueurs qu'il doit recevoir de sa mère; & c'est alors que leur impulsion est employée à ébranler l'union qui est entre le placenta & la matrice. Gardez-vous de croire que l'emploi que l'enfant fait pour sa croissance des liqueurs qu'il reçoit occasionne, comme vous le dites, un vuide ni dans ses vaisseaux, ni dans ceux de sa mère, à raison de ce qu'il est moins rendu à celle-ci par son enfant qu'elle ne lui donne. Qu'il se forme du vuide sous votre crâne quand vous avancez de telles sornettes, à la bonne heure : mais non dans les vaisseaux de la mère, ni dans ceux de l'enfant. Les vaisseaux n'étant pas roides comme s'ils étoient de métal, mais membraneux & d'une souple élasticité, tendans sans relâche par leur force tonique à se contracter; à mesure qu'ils perdent quelque chose des liqueurs qu'ils contiennent, se rapprochent sur le restant, & ne laissent jamais au vuide ni le tems, ni le moyen de se former. Une autre raison qui s'oppose à ce qu'il s'en fasse, & qui a vraisemblablement échappé à l'attention laborieuse & à la pénétrante sagacité de Monsieur *l'ancien Professeur de l'art des accouchemens*, c'est qu'il est établi, depuis longtems, que les femmes grosses mangent à peu près comme si elles ne l'étoient pas, & que communément elles ont soin de se conformer à cet usage; au moyen de quoi elles se trouvent assez riches de substance pour remplir le vuide qui, selon vous, se forme tant dans leurs vaisseaux que dans ceux de leurs enfans ; &, selon moi, de quoi pourvoir abondamment à ce qu'il ne s'en forme aucun. Ajoutez que la suppression seule de l'évacuation menſtruelle, loin de permettre qu'il ſe faſſe aucun vuide, occaſionne une plénitude exceſſive qui fait naître la plupart des accidens attachés à l'état de groſſeſſe. Ce n'eſt pas tout; les médecins bien inſtruits & bien exercés vous diront que dans la groſſeſſe avancée les vaiſſeaux d'une femme ſont ſi pleins, qu'elle ſent des laſſitudes, des peſanteurs, des engourdiſſemens dans toutes les parties du corps, des douleurs de tête & de reins, des ſuffocations; qu'elle a des vertiges, des inſomnies, des ſaignemens de nez, des pertes, des hémorrhoïdes. Son pouls eſt toujours dur, plein, fréquent, même fiévreux. Elle ſe traîne avec peine: &, ſi l'on ne prévient la ſuite de ces accidens par des ſaignées ſuffiſantes, elle riſque de périr, ou d'accoucher avant terme. Il lui arrive encore aſſez ſouvent de ne plus ſentir le mouvement de ſon enfant pendant pluſieurs jours, même pendant pluſieurs ſemaines. Qu'on la ſaigne; alors la déplétion des vaiſſeaux la ſoulage ſur le champ, redonne le mouvement à l'enfant: &, pour ainſi dire, la vie, en rétabliſſant la circulation. Vous apprendrez des praticiens (car il eſt bon, Monſieur *l'ancien profeſſeur*, d'apprendre quelquefois & de ne pas toujours enſeigner) vous apprendrez, dis-je, que les femmes qui accouchent ſans avoir été ſaignées, ou ſans l'avoir été ſuffiſamment, ſont ſujettes à mettre au monde des enfans chez qui la réplétion exceſſive ſe manifeſte par la couleur de la peau, ſurtout celle du viſage, qui eſt d'un violet foncé & preſque noir. Quelquefois cet enfant eſt ſuffoqué de plénitude, mais ſouvent il n'eſt que privé de mouvement & engourdi, comme s'il étoit en apoplexie. Auſſi y eſt-il effectivement, & lui arriveroit-il de mourir en venant au monde, ſi l'accoucheur prudent n'avoit ſoin, avant de lier le le cordon ombilical, de le couper & de laisser ruisseler quelques jets de sang artériel. Cette opération, dans l'instant, rappelle à la vie un enfant qui étoit prêt à la perdre. Le sang trop abondant & trop condensé, dont il est pour ainsi dire bourré, venant, dès qu'il est né, à se dilater avec d'autant plus de liberté que la circonférence de son corps n'est plus si comprimée, en fait dans peu de jours augmenter le volume de plus d'un tiers. Pour ne rien oublier de ce qui regarde la mère, s'il ne lui restoit aucunes liqueurs de trop, la nature l'auroit-elle assujettie à perdre une quantité de sang qui, les premiers jours de sa couche, est quelquefois décuple de celle qu'en un autre tems elle perd chaque mois. Je ne crois pas qu'il vous reste aucune raison de douter que la plénitude, tant de la mère que de l'enfant, ne soit portée à son comble à la fin de la grossesse : &, si j'avois affaire à un médecin tant soit peu instruit, je n'aurois pas besoin d'ajouter que cette réplétion est reconnue pour le plus général, le plus fréquent & le plus grand obstacle à la liberté de la circulation. C'est à vous seul que vous devez vous en prendre d'avoir manqué l'occasion d'acquérir cette connoissance. Le moindre de vos écoliers pouvoit vous la donner ; & vous pouviez encore puiser à la même source la solution de la question qu'à la page 34 vous me faites en ces termes :

S'il étoit vrai que ce passage (du sang) *fût gêné lors de l'accouchement, quelle seroit donc la cause des hémorrhagies qui surviennent quand le placenta se décolle, quand le cordon ombilical se rompt avant la sortie de l'enfant ?* J'ai, sur ma parole, trop bonne opinion du profond sçavoir & du discernement exquis de Monsieur *l'ancien professeur de l'art des accouchemens* pour ne pas croire que, lorſqu'il a imaginé de me faire cette biſarrement abſurde queſtion, il étoit travaillé d'un redoublement de colère qui lui avoit un peu offuſqué l'intellect. Car ſa queſtion, ſi je ne me trompe (& je ne crois pas me tromper) ſuppoſe que la plénitude des vaiſſeaux ſanguins eſt un obſtacle invincible aux hémorrhagies. Il avoit ſans doute oublié (ſuppoſé qu'il l'ait jamais ſçu) que la cauſe la plus commune & la plus puiſſante des hémorrhagies eſt la réplétion outrée, & que le remède le plus prompt & le plus efficace de cette réplétion eſt l'hémorrhagie même. Des vaiſſeaux pleins outre meſure ſe dilatent, puis s'entr'ouvrent, ou ſe crèvent tout-à-fait, & laiſſent échapper le ſang qu'ils contiennent. Ainſi ſe font le flux hémorrhoïdal, le ſaignement de nez, le vomiſſement de ſang, le flux méſentérique, les pertes utérines, &c. Ces hémorrhagies rétabliſſent ſi promptement & ſi pleinement la circulation dans les parties engorgées d'où le ſang s'échappe, que, quand elles ne ſont point exceſſives, elles peuvent être regardées comme un remède aſſuré pour prévenir les ſuites d'un engorgement. Il ne tient maintenant qu'à vous de voir que, quand vous avez fait votre ſingulière queſtion, c'eſt comme ſi vous aviez demandé, « lorſqu'il pleut, quelle eſt donc la » cauſe qui fait qu'on ſe mouille, ſur-tout ſi l'on » eſt placé ſous la gouttière ?

Quand l'enfant meurt, dans le ventre de ſa mère, c'eſt bien alors, pourſuivez-vous, *que le ſang de celle-ci ne peut plus traverſer le placenta. Suivant vos principes il devroit ſe ſéparer de la matrice, & cependant il ne le fait pas toujours, puiſqu'on voit des femmes conſerver un enfant mort pluſieurs ſemaines ſans que le placenta ſe ſépare.*

Si le placenta, l'enfant étant mort, reſte collé

à la matrice (ce qui eſt rare) c'eſt que le ſang de celle-ci cherchant inutilement à le traverſer, s'il ne trouve pas les vaiſſeaux de rapport aſſez libres pour pouvoir retourner à la mère, engorge ſubitement ce viſcère & le rend incapable des contractions néceſſaires pour ébranler le placenta & opérer l'accouchement. Mais cette inaction de la matrice ne dure que juſqu'à ce que les vaiſſeaux veineux aient ramené, dans la circulation générale de la mère, tout le ſang qui, deſtiné à traverſer le placenta, n'a pu y trouver de paſſage : car, ſi l'engorgement de la matrice ne ceſſoit pas, il faudroit qu'il y ſurvînt une inflammation, & que la mère pérît ſans accoucher. Auſſi, tant que l'engorgement de la matrice eſt aſſez conſidérable pour empêcher l'excluſion du fœtus & celle du placenta, la mère eſt-elle dangereuſement malade & tourmentée d'accidens qui reſſemblent à ceux de l'inflammation de la matrice.

A l'égard du commencement de déſunion du placenta, cauſé, ſelon moi, par les efforts inutiles que le ſang de la mère fait pour s'y inſinuer, vous ſoutenez en ces termes qu'il eſt impoſſible.

Le placenta eſt quelquefois ſi adhérent à la matrice, que l'on voit tous les jours cette adhéſion réſiſter également à l'effort que la matrice fait en ſe fronçant par ſa contraction, & à la force qu'un accoucheur emploie pour la vaincre, au point que ſouvent le cordon ombilical ſe caſſe, & que le placenta reſte dans la matrice. Ce que de ſemblables puiſſances ne peuvent exécuter (vous écriez-vous) *s'opérera par l'impulſion d'un fluide dont le cours eſt d'une douceur & d'une lenteur inexprimable !*

Si tout votre ouvrage n'étoit pas d'un goût uniforme & ſoutenu comme il l'eſt, on ne pourroit pas ſe défendre de ſoupçonner que le plus cruel ennemi de votre réputation y a inséré furtivement le joli morceau que je viens de transcrire, & l'on est stupéfait quand on le rapproche des titres honorables avec lesquels votre nom s'annonce au frontispice de l'écrit. *Le placenta est quelquefois si adhérent à la matrice, que l'on voit tous les jours cette adhésion resister.* . . . Enseignez-moi, de grace, Monsieur, puisque vous faites profession d'enseigner, comment il se peut faire *que ce qui n'arrive que quelquefois se voie tous les jours.* Un homme à qui l'on demanda *s'il alloit au sermon ? Ordinairement jamais*, répondit-il ; mais il vouloit plaisanter, au lieu que vous n'avez pas pris un ton qui vous rende suspect d'en vouloir faire autant.

Que celui, dailleurs, qui dans la capitale du royaume enseigne l'anatomie, la physiologie, la médecine pratique, la chirurgie & l'art des accouchemens, tienne pour impossible *que le décollement du placenta puisse*, je ne dis pas s'opérer, mais seulement se disposer *par l'impulsion d'un fluide dont le cours est d'une douceur & d'une lenteur inexprimable, pendant que son adhésion résiste tous les jours à la contraction de la matrice & à la force qu'emploie l'accoucheur jusqu'à casser le cordon ombilical.* Voilà ce que ni les médecins nationnaux, ni les étrangers ne pourront jamais concevoir. En êtes-vous donc à sçavoir, Monsieur, que l'impulsion des liqueurs qui se fait au moyen d'un mouvement successif, soutenu & réitéré à chaque seconde par des tuyaux élastiques très-petits & très-multipliés, comme dans le cas présent, est d'une puissance inexprimable, & qu'elle opère des effets qui saisissent d'admiration les physiciens capables de les observer ? En êtes-vous encore à sçavoir que, dans le cas de gangrène, des portions mortifiées de membranes, de tendons, de ligamens, qui tiennent encore ſi fort aux parties vives que vous ne pourriez les en ſéparer ſans divulſion & ſans déchirement, s'en ſéparent cependant ſans peine, par la ſeule impulſion des liqueurs? Ignorez-vous que les os même, dont la ſubſtance eſt beaucoup plus réſiſtante que celle des parties molles, ſe prêtent à l'impulſion des liqueurs au point de croître & de s'étendre en tout ſens? Ignorez-vous que, quand ces mêmes os ſont affectés de carie, la nature, pour ſéparer la partie cariée d'avec celle qui eſt ſaine, n'a d'autre reſſource que *l'impulſion d'un fluide dont le cours eſt d'une douceur infinie & d'une lenteur inexprimable*, & que ce moyen lui ſuffit ſeul pour opérer l'exfoliation que ni toute la force, ni toute l'adreſſe humaine, ne pourroient jamais procurer? S'il vous faut des exemples encore plus convaincants, portez vos yeux ſur les moyens dont on ſe ſert pour ſéparer, d'un bloc cylindrique de la pierre la plus dure, des tranches propres à faire des meules de moulin. On perce dans le bloc, de diſtance en diſtance, des trous que l'on dirige de la circonférence vers le centre, en manière de rayons. On y introduit, à coups de marteau, des coins d'un bois fort ſec que l'on humecte enſuite. L'imbibition ſeule, bien moins puiſſante que la circulation, puiſqu'ici il n'y a qu'une ſimple inſinuation de gouttelettes d'eau, ſans impulſion, ſans percuſſion, fait gonfler les coins & ſéparer les tranches avec la plus grande facilité, ce que ne feroient jamais ni des leviers, ni des poids énormes. Doutez à la vue de ces exemples que deux parties molles, telles que la matrice & le placenta, qui, loin d'être continues, ne ſe tiennent que par un ſimple contact, puiſſent ſouffrir un commencement de déſunion par la ſeule impulſion des liqueurs qui y circulent.

C'eſt vous enfin, Monſieur le *docteur régent de la faculté de médecine en l'univerſité de Paris*, Monſieur le *membre de l'académie royale des ſciences de Paris, de Stokolm, de la ſociété d'agriculture*, Monſieur *l'ancien profeſſeur public d'anatomie, de chirurgie, & de l'art des accouchemens*, c'eſt vous, dis-je, qui oſez imprimer & répéter juſqu'à deux fois *qu'on voit tous les jours le placenta réſiſter à la force qu'emploie l'accoucheur pour la vaincre, au point que ſouvent le cordon ombilical ſe caſſe & que le placenta reſte dans la matrice!* Quand on vous entend tenir ce langage, ne croit-on pas voir un jardinier ſaiſir à deux mains la tige d'un arbriſſeau, cramponner ſes pieds contre terre & le déraciner à force de bras? Quoi! l'accoucheur oppoſeroit *à l'adhérence du placenta toute la force qu'il peut employer, juſqu'à caſſer le cordon ombilical?* Pourroit-il donc manquer, en s'y prenant ainſi, d'arracher la matrice hors du corps, & de cauſer une mort ſoudaine aux femmes qu'il accoucheroit? J'ignore quel traitement on doit faire à celui qui admettroit & enſeigneroit une telle doctrine; mais je ſçais que l'on puniroit bien légèrement un accoucheur coupable d'une ſi haute impéritie, ſi l'on ſe contentoit de prononcer ſon interdiction.

Sans compter les titres qui me ſont particuliers, j'ai bien l'honneur d'être pourvu de la meilleure partie de ceux dont vous parez le frontiſpice de votre écrit, & dont vous ne pouvez me dépouiller, quoique vous ayez la petiteſſe de ne les point énoncer. Mais je ne prens pas celui que vous vous donnez *d'ancien profeſſeur public de l'art des accouchemens*. Je n'en ai jamais enſeigné; j'en ai ſeulement étudié les principes & la pratique, & j'ai appris que l'accoucheur, dans aucun cas, doit bien ſe garder de faire *des efforts* pour extraire le placenta : qu'il doit saisir le cordon le plus près qu'il peut de l'orifice extérieur, après lui avoir fait faire deux tours autour de ses doigts moyen & annulaire ; le tirer à lui avec toute la douceur possible, &, pour que cette légère traction n'ait pas à vaincre toute seule la résistance que peut opposer le placenta, ordonner à la femme qu'il délivre de faire les mêmes efforts qu'elle venoit d'employer à l'expulsion de son enfant, afin que l'action expulsive de la part de celle-ci, se trouvant simultanée avec la traction légère que fait l'accoucheur, cette traction se trouve diminuée d'autant. Voilà pour les cas ordinaires.

Quant à celui d'adhérence, j'ai, non pas enseigné, (car, à Dieu ne plaise que j'enseigne jamais comme vous) mais appris que, pour peu que le placenta fasse de résistance, il faut éviter sur-tout d'employer la *force* : que l'accoucheur doit porter la main dans la matrice, chercher à la circonférence du placenta les endroits qui donnent prise par leur décollement, car il y en a toujours quelques-uns ; séparer avec le bout des doigts, dont les ongles doivent être rognés de fort près, séparer, dis-je, très-doucement & très-lentement tout ce qui peut être adhérent : &, si l'adhérence est trop forte pour qu'il puisse tout détacher, abandonner sagement la séparation du surplus à la nature. J'ai appris encore que, quand le cordon se casse, ce ne doit jamais être à cause des *efforts* que l'accoucheur feroit en le tirant, mais parceque quelquefois il est si mince, ou bien a si peu de consistence, que la traction la plus douce & la plus mesurée ne lui permet pas de résister. Lorsqu'on a lieu de craindre un tel accident, pour empêcher qu'il n'arrive, on porte sa main le long du cordon, & l'on va le saisir le plus près que l'on peut de ses racines.

Pardonnez-moi cette petite incurſion, Monſieur *l'ancien profeſſeur public de l'art des accouchemens;* pardonnez-moi ſi j'ai oſé me préſenter dans votre champ de bataille, & pénétrer juſque dans vos retranchemens; car un homme de votre mérite & de votre caractère, ne peut manquer de trouver téméraire & peut-être audacieuſe une telle entrepriſe de la part de celui dont vous ſemblez faire aſſez peu de cas pour lui dire que, *quand on s'ingère de parler d'une matière, il ne ſeroit mal-à-propos de s'en inſtruire auparavant;* & d'ajouter que *vous avez vu de jeunes accoucheurs lever les épaules en entendant lire ſon ouvrage*: ce qui n'eſt pourtant pas entièrement dénué de vraiſemblance, ſi ces jeunes accoucheurs étoient auſſi novices ſur la matière que paroît l'être Monſieur *l'ancien profeſſeur de l'art des accouchemens.*

Si le placenta & la matrice, pourſuivez-vous, *ceſſoient d'être exactement appliqués l'un à l'autre, il n'y auroit plus d'abouchement entre les vaiſſeaux qui les uniſſent, & l'accouchement ſeroit toujours précédé d'hémorrhagie; ce qui n'arrive cependant point dans la plupart des cas.*

Le commencement de déſunion que j'ai ſuppoſé, Monſieur, eſt tellement poſſible ſans qu'il s'enſuive une hémorrhagie, que la poſſibilité en eſt démontrée par le fait même qu'il eſt étonnant que vous ignoriez. Dans la très-grande pluralité des cas le placenta eſt ſi fort diſpoſé à ſe ſéparer, qu'il n'oppoſe aucune réſiſtance à la main qui en fait l'extraction. Il y a bien plus encore. Quelquefois le décollement de cette maſſe eſt ſi bien achevé avant l'accouchement, & elle ſuit l'enfant de ſi près, qu'elle ſort d'un même jet avec lui, ſans qu'il ſoit beſoin de l'extraire: & cependant l'hémorrhagie n'arrive qu'après ſon excluſion.

Quant au cas d'adhérence, il ne peut jamais empêcher le commencement de désunion que je suppose, puisque jamais cette adhérence n'occupe toute l'étendue du placenta. Elle n'est qu'à la circonférence, mais le centre est presque toujours libre : & c'est par-là que l'union commence à se déranger ; ce qui fait une raison pour que l'on ne voie pas arriver l'hémorrhagie que vous appréhendez, pendant que vous ne craignez pas d'arracher la matrice hors du corps.

L'engorgement dont vous dites ce viscère menacé, lorsque le sang qu'il charie ne peut traverser le placenta, n'est pas capable, au moins pendant longtems, d'empêcher la matrice de se contracter. Si Monsieur *l'ancien professeur* pensoit autrement, il faudroit qu'il eût oublié qu'elle a des vaisseaux de rapport destinés à ramener à la masse, non-seulement le sang qui revient du fœtus, mais aussi celui qui a manqué de s'y distribuer, faute d'avoir pu traverser le placenta. Si cela n'étoit, les femmes, dont l'enfant meurt dans leur ventre, ne pourroient jamais s'en débarasser ; ce qui ne leur arrive cependant pas.

J'ai soutenu que, le placenta étant contigu à la matrice sans aucune continuité, leur désunion étoit très-facile, & que par conséquent toute maladie, soit de la mère, soit de l'enfant, tend toujours à avancer, & jamais à retarder l'accouchement ; à moins qu'il n'y ait une adhérence squirrheuse du placenta avec la matrice, ce qui peut retarder l'opération de quelques jours. Il n'en faut pas davantage pour vous cabrer. Vous m'accusez sans miséricorde *de blesser la vérité* en ce que, ne connoissant point de maladie de l'enfant, ni de la mère, qui puisse retarder l'accouchement, j'admets cependant que l'adhérence squirrheuse peut l'éloigner de quelques jours. Mais n'y a-t-il que de l'injuſtice dans votre procédé, Monſieur *l'ancien profeſſeur*, & n'eſt-ce pas de la barbarie toute pure? Quoi! c'eſt bleſſer la vérité que d'établir un principe général, pour y joindre tout de ſuite un cas d'exception? Hé! peut-on mieux au contraire prouver ſa bonne foi, qu'en mettant ſous les yeux de ſon adverſaire la matière d'une objection à laquelle il y a grande apparence qu'il n'eût jamais penſé?

L'adhérence ſquirrheuſe ne vous paroît, au reſte, aucunement compatible avec l'idée d'un commencement de déſunion du placenta d'avec la matrice: & pourquoi cela? c'eſt que *le ſquirrhe de la matrice précède ou ſuit la conception. S'il la précède, la conception eſt impoſſible: & s'il la ſuit, l'enfant ne peut venir à terme.* Voilà ce qui s'appelle parler en bachelier qui argumente, ou en profeſſeur qui enſeigne, ou, ce qui eſt la même choſe, en homme qui a pris ſon parti d'avoir raiſon. Si cependant vous vouliez vous rendre un peu acceſſible, je vous ferois obſerver que vous êtes toujours deſpotique & abſolu dans vos déciſions, & que, quand la matrice n'eſt point ſquirrheuſe dans toute ſon étendue, la conception n'eſt rien moins qu'impoſſible. Je vous dirois auſſi que, quand pendant la groſſeſſe elle ne le devient point entièrement, l'enfant peut très-bien arriver à terme. Dans ce cas la diſpoſition à la déſunion de la matrice d'avec le placenta s'opère toujours, ſi non entière, du moins partiale, quoiqu'avec un peu plus de lenteur & de difficulté; & c'eſt ce que j'ai vu arriver à deux femmes dont le placenta fut extrait en partie & reſta en partie dans la matrice pour n'en ſortir dans la ſuite qu'en pourriture, & peu à peu, ſans qu'il en ait coûté la vie ni aux mères, ni aux enſans; enſorte que ſi ni le placenta, ni la matrice, ne ſont point ſquirrheux dans toute leur étendue, toutes leurs fonctions, quoique plus péniblement, ne s'en font pas moins; & cela n'eſt pas plus merveilleux que de voir des hommes qui portent, depuis nombre d'années, un poumon ou un foie ſquirrheux & même ſuppurés. Qu'il reſte une médiocre partie de ces viſcères dans un état ſain, c'en eſt aſſez pour que la ſécrétion de la bile ſe faſſe chez les uns, & que la reſpiration ne manque point aux autres. Si jamais il vous arrive d'être un peu verſé dans le traitement des malades, & de les examiner outre cela avec l'aſſiduité & l'attention néceſſaires, vous en verrez qui réſiſtent douze, quinze ans & plus à de tels deſordres, ſans que leurs fonctions ſoient très-conſidérablement dérangées.

A la ſuite de ma théorie ſur la cauſe déterminante de l'accouchement, j'ai placé pluſieurs raiſonnemens ſur leſquels vous faites main baſſe comme ſur tout le reſte. Il y en a un que vous avez, je l'avoue, très-bien ſçu tourner en ridicule; mais vous ne pouvez nier auſſi que, pour y parvenir, vous avez employé cet artifice mignon dont vous avez la foibleſſe de ne pouvoir vous refuſer l'uſage dans les cas de néceſſité. Vous aimez, comme on dit, prendre vos coudées franches, & taillez volontiers en plein drap. Cette inclination naturelle vous a donc porté à retrancher de mon raiſonnement ce qui en faiſoit le ſens & la liaiſon. Je vais, au riſque d'obliger un ingrat, réparer votre faute: &, pour vous la faire ſentir, marquer par des caractères différens ce que vous avez retranché.

Si les accouchemens tardifs étoient auſſi peu rares, ai-je dit, *que veulent le perſuader nos adverſaires, les médecins, ſurtout ceux qui donnent dans cette opinion, auroient ſaiſi les occaſions d'obſerver à quelles marques on peut connoître qu'un accouchement ſera tardif:* " & depuis que la „ médecine exiſte, & qu'on a décrit les ſignes „ diagnoſtics & pronoſtics de chaque maladie, on „ auroit une deſcription exacte de ces ſignes. „ *Il eſt cependant vrai qu'aucun auteur juſqu'ici n'en a fait mention. Par conſéquent il n'eſt pas douteux qu'on ne fût en droit d'accuſer d'ignorance ou de charlatannerie celui qui s'ingéreroit de faire des pronoſtics ſur cette matière, & de prédire ſur des apparences chimériques qu'une groſſeſſe ſera de longue durée.*

Ce raiſonnement, tel que je l'ai conſtruit & tel que le voilà, ne me ſemble vicieux en quoique ce ſoit : & rien ne me paroît plus concluant que de dire . . . " Pronoſtiquer qu'une groſſeſſe ſera de „ longue durée, ce ſeroit ſe tromper ou vouloir „ tromper les autres ; vu que, malgré les occa„ ſions que l'on ſuppoſe fréquentes, on n'a point „ découvert juſqu'ici de ſignes ſur leſquels on puiſſe „ fonder un tel pronoſtic : „ C'eſt cependant à ce ſujet que vous me répondez : *Je vous pardonne vos mauvais raiſonnemens, mais je ne vous pardonnerai jamais de reſpecter ſi peu la vérité. Je n'ai point dit que les accouchemens retardés fuſſent des choſes ſi peu rares.*

La clémence, Monſieur *l'ancien profeſſeur*, eſt ſans doute une vertu bien eſtimable, mais ce n'eſt pas tout que de la poſſéder. C'eſt une vertu qui dégénère en défaut quand on l'applique, comme vous, à contretems. Avant de *me pardonner mes mauvais raiſonnemens*, il falloit, non pas les défigurer comme vous faites, mais me prouver que j'ai mal raiſonné, & c'eſt la première choſe que vous avez oublié de faire.

Vous croyez d'ailleurs que je vous ai reproché d'avoir dit *que les accouchemens retardés étoient peu rares, & d'avoir en cela blessé la vérité.* Mais cette accusation porte à faux, & voici ce qui vous a trompé. En parlant de cet objet, je me suis servi de l'expression *nos adversaires* : & vous avez pensé que ce qui pouvoit en regarder d'autres, vous regardoit aussi. Mais vous n'avez pas fait attention que, toutes les fois que j'ai eu à relever vos bévues, je n'ai point négligé de vous nommer, ou de citer au moins vos paroles, & souvent de faire l'un & l'autre, afin que les pacquets qui vous étoient destinés pussent aller plus directement à leur adresse. Cela devoit vous faire penser que si, dans l'occasion présente, je vous avois eu en vue, je ne me serois pas plus gêné que dans les autres.

A l'égard du raisonnement qui va suivre, vous l'avez trouvé vraisemblablement aussi bon que le précédent, puisque, pour le rendre mauvais, vous l'avez aussi décousu & défiguré à plaisir. Je ne veux, pour vous en convaincre, que vous mettre sous les yeux d'abord mon texte corrompu par votre plume, & ensuite pur, & tel que je l'ai construit.

Il n'est pas possible d'imaginer aucune cause qui prolonge la grossesse ; on en conçoit plusieurs qui l'abrégent ; & la preuve c'est qu'on ne vit jamais un médecin traitant une femme grosse de telle maladie que ce soit, qui n'ait dirigé sa curation de manière à pourvoir à ce qu'elle n'accouchât point prématurément. On n'en a jamais vu qui, dans la crainte d'un accouchement tardif, se soit proposé d'en avancer le terme.

Vous observez ensuite que de ce que les médecins ne se proposent jamais d'avancer l'accouchement, il ne s'ensuit pas qu'il soit impossible d'imaginer aucune cause capable de le retarder, & vous prétendez que je n'ai pas raisonné conséquemment. Cela n'est que trop vrai, Monsieur, & c'est un reproche que je ne manque jamais de mériter toutes les fois que mes paroles ont le malheur de passer par votre plume. Ne vous contenterez-vous jamais de rogner l'étoffe, & faudra-t-il encore que vous y fassiez des taches? Jugez si ma réflexion est juste, & comparez maintenant ce que j'ai écrit avec ce que vous m'avez fait dire. Après avoir posé pour principe que mille causes peuvent avancer l'accouchement, & que nulle ne peut le retarder, j'ajoute . . . . .

Ce que nous avonçons ici par rapport aux grossesses est une vérité qui, si elle n'est pas généralement avouée par tous les médecins, est au moins généralement sentie par tous sans exception d'aucun. La preuve en est que jamais on n'en vit un seul qui, traitant une femme grosse de telle ou de telle indisposition que ce soit, n'ait toujours dirigé la curation de manière à pourvoir à ce qu'elle n'accouchât point prématurément. On n'en a jamais vu au contraire à qui, dans la crainte d'un accouchement tardif, il soit venu dans l'esprit d'employer une méthode capable d'en hâter le moment.

Or, de cette conduite que tiennent les médecins, je conclus bien qu'il faut qu'ils pensent que les longues grossesses ne s'annoncent par aucuns signes qui leur soient connus; mais non pas, comme vous me le faites faire, *qu'on ne peut imaginer aucunes causes de retardement aux accouchemens*: car on en imagine & de reste, mais toutes plus chimériques les unes que les autres, ne fût-ce que celles que vous avez exposées avec tant d'ostentation.

Vous prétendez, au surplus, que *si les médecins ne se proposent jamais d'avancer le terme de l'ac-*

couchement, c'eſt qu'ils ne s'occupent que du ſoin de prévenir les maux, & de les guérir. Le prolongement d'une groſſeſſe, ajoutez-vous, *n'eſt point un mal; c'eſt ſouvent un bien pour l'enfant. Il en eſt plus fort quand il vient au monde .... Ils ſçavent* (les médecins) *qu'on ne peut déterminer l'accouchement que par violence, & que cette violence peut avoir les ſuites les plus funeſtes.*

L'un des plus agréables génies du ſiècle paſſé prouvoit d'une choſe morale, & partant fort différente de celle que nous traitons, qu'elle n'eſt point un mal: il prouvoit encore plus, que c'eſt un bien. Pour vous, Monſieur, vous n'avez prouvé ni l'un, ni l'autre, ſur les accouchemens retardés. Si je vous fais voir clairement qu'ils ſont un mal, ne voudrez-vous pas bien me diſpenſer de vous prouver qu'ils ne ſont point un bien?

Dans les quatre derniers mois de la groſſeſſe (c'eſt vous qui le dites, & j'en demeure d'accord) *l'enfant prend un volume double de celui qu'il avoit acquis le tems précédent.*

Suppoſons à-préſent avec vous, que la groſſeſſe ſe prolonge, du terme de neuf mois, juſqu'à celui de treize, l'enfant doublera encore de volume, & le voilà qui commence à devenir aſſez bien conditionné. Prenons enſuite pour exemple la groſſeſſe de la femme Péquigna que vous ſoutenez avoir duré trente-cinq mois. En ſuivant la progreſſion d'augmentation de quatre en quatre mois, & eſtimant le poids de l'enfant ſur le pied le plus commun qui, au terme de neuf mois, eſt de dix livres; il arrivera au point de peſer environ un millier. *Il en ſera*, comme vous dites très-bien, *plus fort quand il viendra au monde*, & voilà qui va à merveille pour lui. Vous prétendez d'une autre part que, *quand même on pour-*

roit prévoir qu'une grossesse sera de cette longueur, on ne doit jamais se proposer d'avancer le terme de l'accouchement. Mais croyez-vous que, dans le cas posé, qui se déduit si naturellement de vos principes, si c'est rendre un bon service à l'enfant que de le laisser fructifier à son aise sous votre bon plaisir, on désobligeât si fort la mère en la débarassant, au terme ordinaire, d'un poupon destiné à égaler un jour le poids de dix quintaux, & le volume du plus gros bœuf. Il faudroit être bien peu chrétien pour laisser une pauvre femme dans l'embaras effrayant où la jette impitoyablement votre doctrine.

On ne peut, avez-vous dit, *déterminer l'accouchement que par violence, & cette violence peut avoir les suites les plus funestes.* Mais, Monsieur *l'ancien professeur* ne se lassera-t-il point d'être toujours strict & sec dans ses décisions? Car il sçait, ou doit savoir, que si une femme grosse se trouve dans un danger évident de la vie elle & son enfant, on emploie, pour hâter l'accouchement, des moyens souvent efficaces sans être violens, comme des saignées réitérées, des fomentations, des bains tièdes, des vapeurs émollientes, des fomentations, des topiques stimulans, des potions emménagogues, des purgatifs, & même des vomitifs.

On n'a point, continuez-vous, *de signes auxquels on puisse connoître qu'une femme soit grosse d'un monstre : on ne se propose jamais d'en procurer la sortie. Celui qui concluroit de-là, ou que les monstres n'existent point, ou qu'ils sont plus rares qu'on ne dit, ou bien enfin qu'il n'est pas possible d'imaginer une cause qui les produise, seroit-il un bon logicien?* Je n'ai garde de répondre qu'oui. Il ne seroit pas meilleur *logicien* que l'inventeur d'un raisonnement si peu sensé dont vous avez

avez l'injuſtice de me déférer les honneurs, ſans conſidérer qu'il vous appartient entiérement. Je n'ai jamais donné, pour preuve négative des accouchemens retardés, l'ignorance où l'on eſt des ſignes qui pourroient les faire pronoſtiquer. Je n'en ai pas inféré non plus que les accouchemens tardifs fuſſent très-rares, puiſque je ne les admets pas du tout ; & encore moins qu'il ſoit impoſſible de leur aſſigner aucune cauſe, puiſque vous leur en aſſignez de ridicules. J'ai ſeulement conclu que les médecins ne connoiſſent pas ces prétendus ſignes diagnoſtics, puiſqu'ils n'ont jamais rien fait dans le traitement des femmes groſſes qui pût contribuer à hâter un accouchement qu'ils auroient prévu devoir être fort tardif : &, pour cette raiſon, également funeſte à la mère & à l'enfant.

J'ai dit encore que, le terme de la reproduction, étant invariable pour les animaux & pour les plantes, on ne voyoit pas pourquoi la nature auroit fait à cet égard une loi particulière pour l'eſpèce humaine : & voici comme vous répondez à cette difficulté.

Ce qui s'obſerve chez les animaux par rapport à la génération eſt ſi peu une règle pour ce qui doit ſe faire dans l'eſpèce humaine, que les femelles des animaux n'ont qu'un certain tems de l'année pour ſouffrir les approches du mâle, & que les femmes peuvent devenir mères en tout tems, en toute ſaiſon ; qu'en général dans preſque tout l'univers elles ne conçoivent que quand elles ont été réglées auparavant, & que les femelles des animaux le font ſans ſouffrir d'évacuation naturelle. Comme relativement à ces objets la loi n'eſt pas la même pour l'homme & pour les animaux, il pourroit bien ſe faire auſſi qu'elle ne le fût pas davantage eu égard au terme de la gestation, & par conséquent on ne sçauroit rien conclure de l'un à l'autre.

Remarquez d'abord, s'il vous plaît, Monsieur, que vous vous ètes engagé à démontrer la fausseté de ma proposition en établissant la vérité de la vôtre, & que cependant votre démonstration, selon vos propres paroles, se réduit *à un soupçon de possibilité:* & encore (ce qui est d'un ridicule plus achevé) ce soupçon est-il fondé sur trois faits dont la fausseté est généralement reconnue.

Premièrement il n'est nullement vrai que les femelles des animaux n'aient qu'un tems de l'année pour souffrir les approches du mâle. J'en cite pour preuve les jumens, les ânesses, les vaches, les truies, les layes (celles qui sont domestiques) les brébis, les chiennes, les chattes; les hases tant de lapin que de lièvre, les femelles des rats & des souris, celles des pigeons, les poules, les cannes, les oies, les moineaux, les bouvreuils, les serins, & combien d'autres espèces de petits oiseaux qui font deux couvées par an?

En second lieu, il n'est point vrai que les animaux ne soient point assujettis à l'évacuation menstruelle, ne fût-ce que la guenon.

Troisièmement enfin, il n'est point vrai que les femmes ne soient fécondes qu'après la première éruption de leurs règles. Ce n'est pas chose très-rare de voir qu'une fille, qu'on marie avant cette époque, devienne grosse. Il est même à croire que ce cas seroit bien plus commun, si l'usage n'étoit pas établi de ne les marier qu'après qu'elles sont devenues ce qu'on appelle grandes filles. Toutes ces choses sont si connues qu'un anatomiste de profession ne sçauroit les ignorer en sureté de conscience.

Quant à l'invariabilité du terme de la reproduction des animaux, vous soutenez avoir *démontré* encore (car vous êtes un physicien unique pour les démonstrations) qu'elle n'est rien moins que véritable. *Je l'ai prouvé*, dites vous, *par un exemple frappant de la dissertation de M. Wagner :* & vous me reprochez de n'avoir opposé à ce fait *qu'une plaisanterie*. Il est vrai que j'ai eu le malheur de m'échapper au point de parler peu respectüeusement de la chèvre dont il est fait mention dans cet ouvrage, & que j'ai poussé la témérité jusqu'à lever quelques soupçons sur ses bonnes mœurs. On nous la donne pour avoir mis bas six semaines plus tard qu'elle ne devoit : & sur cela j'ai demandé ; si, depuis le moment où l'on peut, sans raison, l'avoir crue pleine, il ne lui étoit rien arrivé. Qui nous assurera, disois-je de cette chèvre,

Nil actum in montibus, aut in speluncis?

Et vous ne voyez là *qu'une plaisanterie* ! Pour moi j'y vois une solide objection contre le fait rapporté. Peut-être abandonneriez-vous la défense de l'immonde animal pour lequel vous prenez parti, si vous aviez lu l'ouvrage de M. Wagner, plutôt que de le citer sur le témoignage de votre ami M. Le Bas. Vous auriez appris qu'en matière grave, nous ne devons jamais assurer, comme de nous-même, ce que nous ne sçavons que sur le rapport d'autrui. Voici ce que dit M. Wagner pag. 32 de sa dissertation.

Je me souviens que chez lui (Heister) *il m'a rapporté un exemple très-récent, sçavoir qu'une chèvre, suivant le calcul d'un bouvier, étoit censée devoir* non pas *accoucher*, comme vous dites élégamment dans votre consultation, mais *mettre bas au commencement du carême. Elle le fit cepen-*

dant à la fin , ensorte que ce fut six semaines plus tard qu'elle n'auroit du le faire. Avouez maintenant que, quand vous avez entrepris d'attaquer, *par un exemple frappant*, l'invariabilité du terme des reproductions, vous n'avez pas cru faire dépendre le sort de cette vérité de la crédulité de Heister, de celle de son disciple, de l'autorité d'un bouvier, & de la pudicité d'une chèvre. L'autre preuve dont vous vous appuyez a-t-elle plus de solidité ?

M. de Buffon (c'est vous qui parlez) *fixe le terme de la gestation de la chatte à six semaines. M. Bomare de Valmont, & l'auteur de l'article* CHAT *du Dictionnaire encyclopédique assurent qu'elle ne met bas ses petits qu'au bout de cinquante jours, ce qui fait huit semaines; d'où il suit*, me dites-vous, *que quand vous avez avancé que tous les êtres, tant animaux que VÉGÉTAUX, se reproduisent toujours dans le même espace de tems, chacun selon son espèce, vous avez avancé une chose qui n'est rien moins que certaine.*

Voilà, j'en conviens, deux opinions différentes sur un même fait. Mais la conséquence que vous en tirez est-elle sans difficulté ? Si j'admets avec vous l'une & l'autre opinion, il faut que je croie avec vous la nature capable d'avoir fait un écart, lorsqu'elle a excepté un seul animal de la loi qu'elle a rendue commune à tous les autres. Mais, si elle est incapable de cette erreur, ne seroit-il pas plus raisonnable de la rejetter sur l'une des deux opinions que vous m'opposez, & ne seroit-il pas possible que les hommes fussent plus sujets à se tromper ne l'est que la nature ?

D'un autre part, en supposant le terme variable dans la chatte, s'ensuivroit-il, comme vous le dites, (réfléchissez y bien, Monsieur) que quand j'ai avancé *que tous les êtres créés*, *TANT ANIMAUX QUE VÉGÉTAUX*, *se reproduisent toujours dans le même espace de tems, chacun selon son espèce*, *j'ai avancé une chose qui n'est rien moins que certaine ?* Il n'y a là ni équité, ni justesse. Appliquez votre conséquence tout au plus aux animaux; mais l'étendre jusqu'aux VÉGÉTAUX, Monsieur *l'ancien professeur*, ce n'est pas une simple vexation, c'est une vraie tyrannie. Abandonnez, de grace, cette prétention à moins que vous n'aimiez mieux me démontrer que les chênes, les choux & les potirons &c.&c. doivent à l'avenir être compris dans la classe des quadrupèdes. Ou raisonnez mieux, ou cessez de me dire que mes raisonnemens *ne sont pas d'un homme bien éveillé* : ou consentez au moins qu'on vous réponde que les vôtres sont des raisonnemens de l'après-midi.

Vous voulez aussi, à toute force, étendre la durée de l'incubation des œufs de poule ; & vous ne sçavez mieux faire, à ce sujet, que de citer Aristote qui, du vingtième jour, la porte jusqu'au vingt-cinquième. Mais Aristote sur ce point n'est pas d'accord avec lui-même, puisqu'en un autre endroit, que je vous avois mis devant les yeux, il soutient que *les animaux n'ont qu'un seul terme pour l'exclusion de leurs petits*. Cela devient embarassant pour vous. L'autorité d'une directrice de poulailler, quoique faite pour vous subjuguer, vous a déplu. Je m'en étoit défié ; &, vous connoissant chatouilleux comme vous l'êtes, je vous avois offert en même-tems celle de Monsieur de Réaumur. Mais vous espérez l'éluder en disant que, *si tous les poulets éclosent dans un four le vingt-unième jour, c'est qu'on a soin d'y entretenir une chaleur toujours égale ; au lieu que dans l'incubation, la saison plus froide, ou plus chaude, le tems plus ou moins long que la poule quittera ses œufs pour prendre de la nourriture &c. opéreront des différences considérables.*

Voilà encore une de ces tricheries que l'on peut regarder comme votre péché mignon. Vous dissimulez le passage que je vous ai cité de M. de Réaumur, où il dit bien expressément que *chaque couvée, dans le four, comme sous la poule, ne dure que vingt-un jours.* Ce qui prouve bien que l'incubation ne souffre aucunement des variations de la saison : & d'ailleurs la poule a, de même que tous les oiseaux, un instinct qui ne lui permet jamais de quitter ses œufs assez longtems pour préjudicier au développement & à l'accroissement de l'embryon : ou, si par une cause forcée cela arrive, il ne s'ensuit point alors un avancement ou un retardement de l'exclusion, mais un avortement du poulet. C'est ce qu'a bien étudié & bien observé Monsieur de Réaumur, toutes les fois que ses fours ont péché par quelques dégrés de plus ou moins de chaleur : & c'est ce que cet observateur exact a bien soin de dire. Si les causes de retard ou d'avance que vous alléguez avoient lieu, il est évident qu'on seroit maître de satisfaire pleinement vos desirs, en faisant éclore des œufs à tel terme que l'on voudroit, soit tardif, soit précoce. Mais que vous êtes encore éloigné de la jouissance! Je vous ai bien accordé que, s'il arrive quelquefois que le poussin ne sort pas de sa coquille le vingt-unième jour à point nommé; & j'ai ajouté que si son exclusion souffre un retardement de quelques heures, cela vient de ce que la coquille plus épaisse, ou plus dure, donne au poulet un peu plus de peine à l'ébrécher pour se faire passage; mais que l'on doit dater la naissance du poussin du moment où il a commencé à faire avec son bec une félure à la coquille. *A ce compte,* dites-vous en raillant, *un enfant pourroit bien être né avant d'être sorti du sein de sa mère, & il faudroit dater sa naissance du moment où ses membranes sont ouvertes.* Ne pensez pas rire, Monsieur le fin railleur. Auriez-vous cru bonnement que cela puisse jamais faire de difficulté, toutes les fois que les hommes naîtront à la manière de Castor & Pollux? Quoiqu'il soit très-prouvé que le terme de l'incubation ne s'étend pas au-delà de vingt-un jours, vous avez résolu de le pousser jusqu'à vingt-cinq, afin de pouvoir appliquer aux grossesses l'exemple de cette extension; & voici comme vous vous y prenez.

Depuis le premier jusqu'au second (vous avez voulu dire sans doute, depuis le plus court jusqu'au plus long) *terme de l'incubation, il y a cinq jours, lesquels ajoutés au nombre de vingt sont avec lui dans la même proportion que deux mois & demi ajoutés au nombre de neuf qui est le terme ordinaire de la grossesse; & par conséquent, si la naissance du poulet peut être retardée d'un quart en sus du plus court terme de l'incubation, celle de l'homme peut bien l'être aussi d'un quart en sus du terme de la grossesse.*

J'avois pris la liberté de vous représenter que la proportion que vous vouliez établir n'étoit rien moins que juste; que deux mois & demi n'étoient point à neuf mois comme cinq jours sont à vingt; qu'au lieu de deux mois & demi il falloit mettre deux mois un quart; mais qu'alors, voulant étendre la grossesse jusqu'à douze mois, vous ne trouveriez plus que onze mois un quart, & que vous aviez, en cette occasion, *déchiré le drap à force de vouloir l'étendre.* Mon dessein étoit d'expliquer ma pensée, & de vous ramener doucement au vrai par cette petite métaphore. Eſt-ce ma faute ſi elle n'a fait que vous mettre en fureur ? Au lieu de répondre à la difficulté, vous opinez à me *renvoyer à un maître d'école pour apprendre* quoi ? L'eût-on jamais deviné ſi vous ne l'euſſiez dit ? *Les élémens de la politeſſe, de la phyſique & de l'art de raiſonner conſéquemment.* En ſerai-je plus avancé, Monſieur, ſi *le maître d'école* que vous me deſtinez eſt celui dont vous avez appris toutes ces choſes ? Quel honneur prétendez-vous tirer de mon éducation ; & ne feriez vous pas beaucoup mieux d'y renoncer ?

Comme il n'y a pas moyen de diſconvenir de votre erreur de calcul, vous la rejettez aujourd'hui ſur *un lapſus calami*, dans un autre endroit *c'eſt une erreur de copiſte :* puis enfin, dans la note qui eſt à la page 82e de la ſeconde édition de votre conſultation, vous ne ſçavez ſi c'eſt au *copiſte* ou à *l'imprimeur* que vous devez vous en prendre. Voilà donc trois verſions ſur le même fait. Mais la faute eſt réelle, & vous en convenez. Eſt-elle enfin *de l'auteur, du copiſte, ou de l'imprimeur ?* Je l'ignore, puiſque vous me laiſſez dans le doute ; mais je ſçais bien qu'un accuſé, qui ſeroit auſſi fécond en variantes, ne donneroit pas à ſon rapporteur une idée bien favorable de la netteté de ſon jugement, ni de celle de ſa conſcience.

L'exemple que vous tirez de l'irrégularité des fonctions animales ne prouve pas plus en faveur des longues groſſeſſes que tout ce que vous avez avancé juſqu'ici. *L'éruption des dents, des règles, la digeſtion, le beſoin de manger & de dormir, la circulation, la reſpiration &c. &c. ne ſe font point à des tems déterminément réglés, & la nature ne doit pas être plus régulière par rapport aux accouchemens.*

Chacune de ces choſes eſt ſujette à de ſi grandes, ſi fréquentes & ſi nombreuſes irrégularités, & la durée des groſſeſſes a des variations ſi rares & ſi légères qu'il n'y a aucune comparaiſon à faire des unes aux autres, bien loin que vous ſoyez fondé à donner à ces dernières une durée illimitée.

Sur ce que vous avez avancé que *la nature a pour ſeule & unique règle de n'en ſuivre rigoureuſement aucune*, vous me faites un procès criminel en m'objectant que j'ai retranché de ce paſſage le mot *rigoureuſement.* Je vous aurois retranché une oreille, ou les deux enſemble, que vous ne feriez pas un plus grand vacarme. Vous ne m'accuſez pas de moins que d'avoir *tronqué, falſifié votre texte & de vous avoir prêté une abſurdité choquante*, comme ſi vous m'aviez jamais laiſſé dans le beſoin de vous en ſuppoſer. Mais, qu'on laiſſe ſubſiſter le mot *rigoureuſement*, ou qu'on le ſupprime, quel tort vous fait-on? La nature en ſera-t-elle moins aſſujettie à des règles conſtantes ſur la durée des groſſeſſes ? &, dès que vous mettez votre plaiſir à la prolonger d'une manière indéfinie, quel motif avez-vous de ſouffrir avec tant d'impatience la ſuppreſſion du mot *rigoureuſement.* En effet ſi, ſelon vous, l'accouchement n'a point de terme limité, il doit vous être indifférent de dire qu'à cet égard la nature a pour règle de n'en ſuivre aucune, ou de dire qu'elle n'en ſuit *rigoureuſement* aucune. Voilà déjà la queſtion de droit décidée en ma faveur, puiſqu'il eſt clair que la ſuppreſſion du mot *rigoureuſement* ne peut faire aucun tort à votre penſée. Reſte à examiner celle de fait : car vous m'accuſez d'avoir *tronqué votre texte & de l'avoir falſifié.* Mais comment avez-vous pu me croire inconſidéré & mal-adroit au point de me rendre coupable envers vous de cette même eſpèce de faute dont je vous ai tant de fois convaincu, & dont j'ai encore à vous convaincre ? Que vous restera-t-il à dire, Monsieur, si je vous démontre tout à l'heure (car je démontre aussi quelquefois) que votre imputation est de la plus évidente & de la plus insigne fausseté. Lisez donc bien, Monsieur, mais lisez le matin, la page 109e de ma consultation. Vous y verrez, vers le milieu, un long passage de la vôtre en lettres Italiques dont j'indique les pages 54 & 55, & à la fin du passage ces paroles; *& l'on conclut de-là que la seule règle de la nature est de n'en suivre* RIGOUREUSEMENT *aucune*. Ne seroit-ce pas bien plutôt à moi de me déchaîner contre vous ? Mais soyez tranquille. Je ne veux point, quoique bien fondé, vous chagriner sur de telles tromperies. Le goût vous les a rendues si agréables, l'habitude si familières, & le besoin si nécessaires, qu'il n'est pas en vous de vous en abstenir. Je dois avoir pour vous la même indulgence dont nous usons envers ces gourmands de profession, ces buveurs déterminés, malades incorrigibles qu'il est impossible d'assujettir à un régime sévère. Lorsqu'ils insistent jusqu'à se rendre importuns, nous leur répondons ... *Dandum aliquid consuetudini*. Il est des occasions où l'on doit compâtir aux foiblesses humaines. En voici encore une, de pratiquer envers vous cet acte de charité chrétienne, que je saisis avec plaisir.

Vous avez dit que *des graines semées en même tems, dans le même terrein, avec des précautions égales, ne lèvent pas toutes en même tems : que tous les fruits du même arbre noués en même tems ne mûrissent pas au même moment*. Et vous paroissez étonné que je vous nie ces propositions. Mais vous avez grand soin de taire que c'est avec des restrictions que je les nie, & qu'à la fin de la note placée à la page 109, & qui n'y eſt que pour éclaircir mon texte, je dis que *le peu d'avance que peut avoir la maturité d'un fruit ſur celle d'un autre ne mérite pas d'être compté*: ce qui ſuppoſe que j'admets une différence dans le terme de la maturité des fruits du même arbre. Sans me tenir compte de cette reſtriction, vous marchez toujours votre train, & me traitez comme ſi j'euſſe nié que ces petites différences fuſſent poſſibles. *Dandum aliquid conſuetudini.*

Au reſte, quand le fruit mûrit, c'eſt que ces différences n'ont pas été conſidérables; car, ſi elles l'ont été, il n'arrive jamais à une parfaite maturité. Mais, comme vous ne voulez point mettre de bornes au terme de la groſſeſſe, vous n'en voulez pas ſouffrir davantage à celui de la végétation. Vous outrez cette extenſion au point de dire que vous avez *vu une année les vendanges ſe faire dans les premiers jours de ſeptembre, & l'année ſuivante différées juſqu'au quinze octobre. N'eſt-il pas étonnant*, vous écriez-vous à ce ſujet, *que dans le ſiècle où nous vivons on ſe permette de conteſter ſur des faits auſſi certains?* Cela ſeroit-il donc auſſi étonnant que l'air de confiance avec lequel on les avance? Quoique je vous aie trouvé récalcitrant aux inſtructions d'une directrice de poulailler, il m'eſt bien difficile de ne pas vous adreſſer cette fois aux vignerons de la Bourgogne. Allez leur dire que, des vendanges les plus précoces aux plus tardives, *il y a ſix ſemaines de différence*, *que vous avez vu une année les vendanges ſe faire dans les premiers jours de ſeptembre*; & ſoyez ſûr qu'il n'y en aura pas un qui puiſſe vous regarder ſans faire des éclats de rire. Mais, quand ce fait ſeroit auſſi vrai qu'il l'eſt peu, en ſeriez-vous mieux fondé à dater la maturité du raiſin du tems où l'on règle la vendange? Dans les années où les chaleurs sont vives & soutenues, pourquoi se hâte-t-on de la faire? c'est par la crainte que l'on a de voir le raisin se brûler en entier sur le cep avant d'être mur. Pourquoi au contraire la diffère-t-on le plus qu'on peut quand la saison est froide? c'est parce qu'on espère qu'au moyen de ces délais le fruit mûrira. Il n'arrive cependant jamais à maturité, ni dans l'un, ni dans l'autre cas. Dans le premier, on cueille le raisin à moitié grillé avant qu'il soit mur; & dans l'autre, on le cueille ou verd, ou pourri, selon que la saison est froide ou pluvieuse. Ainsi régler la maturité du raisin sur le tems où l'on fait la vendange, c'est imiter la prudence de celui qui, lorsque la girouette est à la pluie, iroit la retourner afin d'avoir du beau tems?

C'est une vérité reconnue que les maladies, soit de la mère, soit du fœtus, vont toujours à avancer le terme de l'accouchement, & jamais à le retarder. Voulant appliquer ce principe aux végétaux j'ai dit *que tout arbre qui souffre porte des fruits précoces : & que, quand le fruit est malade, on le voit mûrir & se détacher avant les autres fruits du même arbre.* Nier l'une & l'autre de ces propositions vous a paru plus commode, que d'y répondre; car ce n'est pas répondre que de dire que, *quand l'arbre est malade à un certain point, ses fruits ne mûrissent pas, qu'il sèche sur pied & ses fruits aussi.* Cet arbre est malade ou assez pour périr, ou trop peu pour ne pas résister. Dans le premier cas il faut bien, puisqu'il périt, que ses fruits périssent aussi. Mais, dans le second, il rapporte des fruits qui mûrissent avant ceux d'un arbre sain. Il n'est point rare de voir un arbre fruitier dont le tronc est profondément carié, & qui a même perdu la moitié de son écorce, subsister encore un grand nombre d'années, & rapporter des fruits toujours précoces; non pas aussi savoureux que ceux d'un arbre sain, mais murs d'une maturité hâtive, & qui ressemble à celle des parts précoces qui, quoique vivans, quoique viables, portent toujours des marques d'imperfection.

Quant au fruit malade, sa maladie hâte de même sa maturité, à moins que la maladie ne soit telle qu'elle l'empêche d'y parvenir. Ce fruit, qu'on voit mûrir longtems avant les autres, est toujours piqué d'un ver, ai-je dit. Mais, selon vous, *ce n'est pas la seule maladie dont un fruit puisse être attaqué: & il y a telles maladies qui retardent la maturité du fruit au lieu de l'accélérer.*

De ces deux propositions, la première ne répond à rien, & la seconde n'est nullement vraie. Car, que les fruits puissent avoir d'autres causes de maladie que la piquure d'un ver, cela ne peut empêcher que tous ceux qui sont piqués ne soient plutôt murs que les autres. En second lieu, aucune maladie d'un fruit ne retarde sa maturité : puisqu'il est de fait que toutes celles qui ne tendent point à l'avancer, le font tomber en pourriture ou dans le desséchement, soit avant, soit après le terme ordinaire de la maturité où il n'arrive jamais.

En exposant par quel méchanisme le placenta se dispose à se séparer de la matrice, j'ai employé, pour expliquer ma pensée, l'exemple d'une poire mûre & qui, remplie de suc nourricier autant qu'elle le peut être, n'en sçauroit plus recevoir, & est forcée de se détacher par l'impulsion du suc qui lui arrive de l'arbre sans pouvoir la pénétrer. A cela vous répondez *qu'il y a des fruits qui ne se séparent point d'eux-même; que les grappes de raisin ne quittent point le cep auquel elles tiennent, ni les grains leur pédicule, & qu'ainsi* ce que j'ai dit *ſur la poire n'eſt donc pas une règle générale.* Réponſe tout-à-fait inepte, & qui ne touche en quoique ce ſoit la difficulté. Car je n'ai nullement prétendu qu'il en fût des autres fruits de même que de la poire, dont j'ai choiſi l'exemple comme propre à expliquer ma penſée. A peine étiez vous né, que je ſçavois qu'il y a beaucoup de fruits dont le pédicule fait corps avec l'arbre qui le porte, & ne s'en détache jamais : ce qui m'eſt fort indifférent pour le point en queſtion. Une choſe plus intéreſſante, ſi elle étoit fondée en raiſon, c'eſt l'argument banal que vous m'oppoſez, & que voici :

Si la nature peut, en avançant le terme de l'accouchement de deux mois, produire des enfans viables, pourquoi n'en pourroit-elle pas faire autant en le retardant de deux mois ?

Ce raiſonnement étant, comme vous le prétendez, fort concluant, je ne vois rien qui puiſſe empêcher que l'inverſe ne le ſoit autant : &, cela poſé, (en admettant avec vous le prolongement des groſſeſſes juſqu'à un terme indéfini) je propoſerai d'abord pour exemple une groſſeſſe de dix-huit mois : puis, reprenant vos paroles mot à mot, je dirai . . . .

Si la nature peut, en éloignant *le terme de l'accouchement* de neuf mois, *produire des enfans viables, pourquoi ne pourroit-elle pas en faire autant en l'avançant* de neuf mois ? enſorte qu'un enfant puiſſe naître préciſément au moment où il aura été conçu, ce qui pourroit être de quelque commodité pour les grands ſeigneurs avancés en âge, & qui ſeroient preſſés de ſe procurer de la poſtérité. Mais la conſéquence ſera d'une ſingularité bien plus piquante, ſi l'on argumente d'après la groſſeſſe de Péquigna que vous ſoutenez avoir duré trente-cinq mois : car alors la naiſſance de l'enfant devancera, de vingt-six mois, sa conception, ce qui augmentera fort considérablement le bénéfice.

Parmi les raisons que l'on a de ne pas croire aux longues grossesses, j'ai rangé l'ignorance parfaite où l'on est des causes qui pourroient leur donner lieu : & c'est à ce sujet que vous me demandez *si l'ignorance où l'on est de la cause du magnétisme, de l'électricité & du retour périodique des fièvres intermittentes est une raison pour nier l'existence de ces trois phénomènes ?* comme s'il y avoit le moindre doute sur l'existence de ces trois phénomènes, & qu'il n'en restât aucun sur celle des naissances tardives. Quoi que vous puissiez dire, il est moralement impossible d'établir la preuve de ces dernières. Pour l'obtenir, il faudroit avoir la connoissance exacte du moment de l'imprégnation ; connoissance qui sera toujours très-douteuse, tant que l'on sera forcé de la prendre d'une personne ou qui se trompe, ou qui veut tromper. On ne pourroit avoir sur ce point une certitude raisonnable qu'en s'assurant d'abord, par des témoins fidèles, qu'une femme n'est point grosse, en la faisant ensuite jouir de la compagnie de son mari, puis en la tenant jour & nuit sous la garde de ces mêmes témoins jusqu'au tems de son accouchement ; & comme les longues grossesses sont, même selon vous, excessivement rares, vous aurez répété la même expérience sur des milliasses de femmes, avant d'avoir une seule fois rencontré ce que vous cherchez. Mais ce n'est encore que le plus petit inconvénient : car où trouveriez-vous un aussi grand nombre de femmes, de maris, & un beaucoup plus grand nombre de témoins attentifs & incorruptibles (notez ces deux points-ci) qui pussent ou voulussent se préter chacun pour sa part à un examen si ridicule, si pénible, & cependant si indispensable pour découvrir ce que vous cherchez. Où trouverez-vous des loix qui en ordonnent, ou seulement en permettent l'exécution ?

Les choses qui sont dans l'ordre de la nature, qui sont sensibles & faites pour être apperçues de tout le monde, comme l'enfantement au terme de neuf mois, un peu plus, un peu moins, ne sçauroient jamais faire aucune difficulté. Mais les faits extraordinaires &, s'il faut le dire, surnaturels, tels que des grossesses de onze, de quinze, de trente mois & plus, ont besoin, pour être crus, de démonstrations de la plus lumineuse évidence dont je viens, je pense, de vous prouver l'impossibilité.

En vain vous réduisez-vous à dire *que la preuve des accouchemens tardifs dépend en partie de l'affirmation de la femme grosse, & que cette affirmation aura la valeur que lui donneront la vertu, l'honnêteté, la bonne réputation de la femme, & sur-tout le peu d'intérêt personnel qu'elle aura de déguiser la vérité.*

Soumettre la décision du fait à la personne qui toujours le suppose, ou par erreur, ou par malice, est-ce faire autre chose que d'ériger en juge la partie même ; & dire *que les femmes n'ont pas d'intérêt de déguiser la vérité*, n'est-ce pas avancer positivement le contraire de ce qui est d'une notoriété incontestable ? puisque, de toutes celles qui ont soutenu des procès en pareil cas, il n'y en a pas eu encore une seule qui n'eût tout à la fois son intérêt particulier, son honneur, la fortune & l'état de son enfant à défendre.

J'ai fait observer que, si les législateurs ont accordé une latitude de vingt jours au-delà du terme de de neuf mois dix jours fixé par les médecins, *c'est qu'ils ont voulu se mettre en garde contre la possibilité supposée, quoiqu'inconnue, d'une erreur qui n'auroit pu manquer d'être de la plus grande conséquence.* Ce sont ces paroles que vous traitez *de galimatias & d'inintelligible jargon*, & que, dans votre patois, vous annoncez en disant, *voici du tout neuf & du très-piquant.* Vous leur donnez cependant un sens à ces paroles, & vous ne leur en donnez pas d'autre que celui qu'elles ont naturellement. De-là vous faites une objection qui, toutes injures déduites, se réduit à dire : « Si les „ législateurs ont appris des médecins que le terme „ de la grossesse est borné à neuf mois dix jours, „ ils n'ont pu sans injustice l'étendre jusqu'à dix „ mois : que, s'ils ont donné cette extension, ils „ n'ont pu le faire que sur le rapport des méde- „ cins, & qu'il leur avoit été certifié que le terme „ de la grossesse étoit effectivement dix mois : „ qu'autrement ils auroient blessé la justice en pro- „ curant la facilité d'introduire dans les familles „ des héritiers illégitimes. „

Pour que des législateurs eussent pu se conduire ainsi, il eût fallu qu'ils eussent raisonné comme vous, & ce ne seroit pas faire honneur à leur jugement que de le présumer. Ils ont dit au contraire : « Les médecins, en bornant la durée de la „ grossesse à neuf mois dix jours, ont pu se trom- „ per ; que risquons-nous d'accorder vingt jours „ de plus ? La nature donne peut-être quelquefois „ elle-même cette extension : &, si cela est, en „ suivant trop rigoureusement la décision des méde- „ cins, nous pourrions rendre quelques femmes & „ quelques enfans victimes d'une loi trop sévère. „ Le risque d'étendre un peu le terme ne sçauroit „ être fort grand. On doit rarement présumer

„ qu'une femme, quelque mal-intentionnée qu'on „ la suppose, s'abandonne au libertinage dans les „ premiers jours de la mort de son mari; &, s'il en est „ quelqu'une qui ait assez peu de mœurs & d'hon„ nêteté pour le faire, ce sera au moins une chose „ très-peu commune. Il vaut donc mieux tomber „ dans l'inconvénient de laisser une coupable sous „ la protection de la loi, que de risquer d'ôter „ l'honneur à mille innocentes, & l'état à autant „ d'enfans légitimes. „ Ces considérations ont d'autant plus vraisemblablement déterminé les législateurs, que le véritable esprit des loix est de prendre toujours le parti le plus propre, je ne dis pas à écarter tous les inconvéniens, puisque cela ne sçauroit être, mais à en diminuer le nombre autant qu'il est possible.

Vous soutenez d'une autre part que la loi des Décemvirs qui fixa le terme de la grossesse à dix mois, le jugement de Papyrius qui accorda la légitimité à un part de treize mois, & celui d'Adrien qui l'accorda à un de onze, sur l'avis des médecins, *sont dictés par la sagesse, la justice & l'honnêteté*: & c'est ainsi que vous confondez des choses entre lesquelles il n'y eut jamais de proportion, & qui sont même contradictoires. Une loi générale & solemnelle, telle que celle des Décemvirs, commis pour aller recueillir ce que la jurisprudence Grèque avoit de meilleur, ne pouvoit être que l'ouvrage de la sagesse la plus consommée, pendant que le jugement de Papyrius & celui d'Adrien (si tant est qu'ils aient jamais été rendus) ne peuvent être regardés que comme une œuvre d'injustice & de partialité. Ils sont, en un mot, une dérogation formelle à la loi des Décemvirs. On ne trouve, dans toute l'antiquité, que ces deux exemples; & l'on voit que Justinien dans le digeste qui sert aujourd'hui de bâse à notre jurisprudence, toutes les fois que les loix de nos Monarques ou les coutumes ne s'expliquent pas, a confirmé pleinement la loi des Décemvirs. Or confirmer cette loi, n'étoit-ce pas, de la part de Justinien, faire une déclaration tacite de l'abus des jugemens de Papyrius & d'Adrien? Auriez-vous d'ailleurs la simplicité de croire que, de leur tems, Rome ne pût pas avoir aussi quelque médecin capable de vendre son suffrage au poids de l'or pour la défense d'une mauvaise cause? Vous avez prouvé dans celle de la vôtre, que l'on peut faire usage des plus déraisonnables moyens. En voici la preuve.

Beaucoup d'auteurs persuadés que le terme de la grossesse est de neuf mois dix jours, veulent cependant bien accorder vingt jours par-delà; & sur ce que j'adopte leur sentiment, *le prolongement que vous accordez*, me dites-vous, *suppose que vous connoissez des causes de retardement: &, cela posé, comment ne sentez-vous pas qu'en donnant le double d'activité à ces causes, on retardera l'accouchement de deux mois & demi?*

Comment ne pas sentir, en effet, que l'on est maître de modérer à son gré la marche des causes physiques, de manière à éloigner à volonté les accouchemens, de même que l'on ralentit le mouvement d'un tourne-broche par la diminution du poids qui le fait mouvoir? Occupé que vous êtes à prolonger la durée des grossesses, & non-content des vingt jours que l'on vous accorde par-delà le terme ordinaire, vous voulez le pousser arbitrairement beaucoup plus loin, & même jusqu'à un terme indéfini. Quelle comparaison, Monsieur, pouvoit donc mieux exprimer ce procédé, que *l'exaction d'un mercénaire qui, recevant déjà plus qu'il ne lui est du, demande encore davantage?*

Eſt-il raiſonnable de ſe lamenter comme vous faites, ſur ce que *cette comparaiſon n'eſt ni flatteuſe, ni noble ?* Un compliment en pareille circonſtance eût-il pu vous plaire : &, perſuadé que vous êtes que l'on veut toujours plaiſanter avec vous, ne l'euſſiez-vous pas pris pour une ironie ? Et une comparaiſon noble étoit-elle faite pour donner l'idée d'un procédé qui ne l'eſt pas ? C'eſt une choſe peu commune que d'être auſſi difficile à ſatisfaire que vous l'êtes. Voici un nouvel exemple de cette vérité.

J'aurois ſouhaité, dites-vous, *que les médecins conſultés ſur la queſtion préſente, n'euſſent jamais oublié qu'ils ne doivent être que phyſiciens. Ce ſouhait vous fâche, Monſieur, & vous demandez avec votre douceur ordinaire, à quel titre je prétens vous empêcher de faire ce qu'ont fait les auteurs de juriſprudence médicinale ?*

Vous voudriez ſans doute ici faire croire qu'en interrogeant avec aigreur Monſieur *l'ancien Profeſſeur*, j'ai voulu lui manquer de reſpect. Mais, pour y réuſſir, vous deviez au moins, ſelon votre uſage, défigurer mon diſcours & ne pas le rapporter auſſi exactement que vous avez fait. Car, quel eſt le lecteur équitable qui ne verra qu'en vous demandant *à quel titre vous prétendez m'empêcher de faire ce qu'ont fait les auteurs de juriſprudence médicinale*, je ne vous ai rien dit qui doive vous offenſer? Votre réponſe eſt *que ces auteurs avoient étudié la juriſprudence ;* ce qui renferme contre moi le reproche de n'en avoir pas fait autant. N'eſt-ce pas éviter de répondre que de le faire de cette ſorte ? Il n'eſt nullement ici queſtion de ſçavoir ſi j'ai *étudié la juriſprudence ;* mais ſi les principes de droit que j'ai avancés ſont vrais, & ſi l'application que j'en ai faite eſt juſte ? Si j'ai pu réunir ces deux avantages, pourquoi n'en aurois je pas profité ? n'appartiendroit-il donc qu'aux jurisconsultes de profession d'employer des vérités palpables & reçues, & d'en faire des applications ? ou bien la plume d'un médecin auroit-elle, *ipso facto*, la propriété de détériorer des choses bonnes par leur nature, & d'en pervertir l'usage ? mais ce qui me paroît étrange, c'est que vous ne puissiez me souffrir faire ce que vous avez pratiqué vous-même. Pourquoi donc (je vous le demande encore, puisque vous n'y avez pas répondu) pourquoi voulez-vous m'interdire le droit de citer des principes de jurisprudence, vous qui ne vous l'êtes pas refusé ? Ne m'avez-vous pas cité des arrêts, des autorités légales ? N'avancez-vous pas *que, quand les desordres que l'on craint de l'admission des grossesses prolongées seroient encore dix fois plus grands, ce ne seroit pas une raison pour rejetter comme fausse une opinion dont la vérité est démontrée ?* principe que j'ai qualifié de faux : & voici comme vous prouvez qu'il ne l'est point. *S'il est faux*, dites-vous, *le contradictoire est nécessairement vrai, & par conséquent*, ajoutez-vous ironiquement, *on peut rejetter comme fausse une opinion dont la vérité est démontrée.* A travers la multitude de choses fausses que vous avancez avec confiance, le vrai vous échappe quelquefois : & vous avez dit, dans cette occasion, bien mieux que vous ne pensiez dire. Si le principe, que vous établissez en raillant étoit, par hazard, d'une exacte vérité, ne s'ensuivroit-il pas que l'inverse, qui est le vôtre, seroit nécessairement faux ? Il ne sera pas difficile de vous prouver qu'en matière de loix on est souvent obligé, & que c'est même un trait de prudence, *de rejetter comme fausses des choses dont la vérité est démontrée.* En supposant donc avec vous que les longues grossesses soient aussi réelles qu'elles sont chimériques, n'est-il pas vrai qu'elles seroient, même, selon vous, excessivement rares? Que sur un million de grossesses il s'en trouve une de trente-cinq mois seulement (comme celle de la femme Péquigna) pour la réalité de laquelle vous combattez avec tant de chaleur; la loi qui fixe le terme rigoureusement à dix mois, en sera-t-elle plus injuste, & croirez-vous toujours qu'elle doive être abrogée? Ne voyez-vous pas que, si elle toléroit des latitudes si exorbitamment ridicules, elle se trouveroit protéger tous les abus qu'elle a pour objet d'empêcher, & qu'en admettant, comme vous, la durée des grossesses jusqu'à un tems indéfini, elle cesseroit entièrement d'exister? Mais, pour vous faire connoître plus sensiblement jusqu'à quel point vous vous égarez, prenons des objets aussi avérés que les longues grossesses le sont peu. Nous n'en manquerons pas au besoin, non plus que de loix qui s'y appliquent. Il y en a une qui prescrit, par trente ans, les intérêts d'une somme placée à constitution, ou d'un fonds quelconque. Ces intérêts appartiennent cependant bien légitimement au propriétaire du fonds. Direz-vous que la loi qui le déclare non-recevable après trente ans d'inaction est injuste, & ne voyez-vous pas qu'elle n'a d'autre but que de prévenir un inconvénient beaucoup plus grand que la prescription des trente années d'arrérages? Un propriétaire, ou naturellement indolent, ou assez opulent pour pouvoir négliger d'en poursuivre le paiement à la fin de chaque année, les laisseroit accumuler: puis, ou lui-même, ou son successeur, venant à en répéter la somme tout à la fois, pourroient réduire le débiteur à la mendicité.

Une autre loi, non moins sage, a pourvu à ce

qu'un homme ne pût pas aliéner, ni vendre ses fonds avant l'âge de majorité.

Dans le premier cas la loi frustre le créancier des arrérages qui lui sont bien légitimement dus, & dans le second elle prive tous les mineurs qui sont d'une prudence prématurée, d'une portion essentielle des effets civils.

Après cela, dites de ces loix, comme vous faites de celles qui bornent la durée des grossesses à dix mois, *que les adopter c'est prétendre que l'on peut rejetter comme injuste une action dont l'équité est démontrée : que vous passez condamnation si cette morale est celle des honnêtes gens ; que ce seroit dommage de m'interdire le droit de faire le moraliste ou le jurisconsulte ; & que d'après d'aussi beaux principes vous auriez de moi un traité bien conforme à l'équité naturelle & à la droite raison.*

Comment n'avez-vous pas senti que cette sortie indécente tombe bien moins sur moi que sur nos législateurs, sur nos loix & nos magistrats, qui consacrent leurs lumières & leur attention à les maintenir en vigueur, & les faire observer ? Il vous convient bien, Monsieur, de me dire *que je fais gauchement le jurisconsulte*, vous qui tombez à chaque pas dans les écarts de bon sens les plus révoltans.

J'ai cité la loi des douze tables, celle du Digeste, la novelle 39, un article de la coutume de Beauvoisis, & deux arrêts de cours souveraines (j'en puis citer aujourd'hui un troisième); puis j'ai dit... *Si les loix Romaines, non plus que notre jurisprudence, n'admettent ni les parts de onze mois, ni ceux de douze, que peuvent gagner nos consultans adverses à citer des autorités qui attestent des grossesses de onze mois, d'un, de deux, même de trois ans ? Pensent-ils que par les allégations fa-*

buleuses de grossesses de treize, quatorze, quinze, vingt & trente mois, même davantage, ils ont prouvé quelque chose en faveur de celles qu'ils ne supposent être que de onze ou douze mois?

Je vous avoue qu'en faisant ce raisonnement, je n'ai pas apperçu, comme vous, ce qu'il pouvoit avoir *de diamétralement opposé aux principes d'une bonne logique*, & que je ne trouve pas la réponse que vous y faites bien propre à m'en persuader.

Vis-à-vis d'un physicien, ajoutez-vous, *que font les loix Romaines & les arrêts des cours souveraines? n'est ce pas d'après les observations des physiciens que relativement à la chose présente les constitutions civiles ont été formées & même réformées, si des observations mieux faites le demandent?*

Est-il croyable que l'on puisse tomber dans des contradictions de cette espèce? Si *les constitutions civiles* relatives à la matière que nous traitons, ont été, comme il est vrai, *formées sur les observations des physiciens*, peut-il y avoir de raison plus forte pour qu'elles soient du plus grand poids sur leur esprit?

Vous ajoutez ensuite que, *si les loix que je vous oppose étoient conformes à l'ordre de la nature, on pourroit me passer de vouloir en tirer une induction favorable à mon systême.* Ensorte que ces mêmes loix qui tout à l'heure étoient, selon vous-même, *fondées sur les observations des physiciens*, n'y sont plus *conformes* actuellement. Mais vous faites plus encore: vous me reprochez d'assurer qu'elles n'en dérivent point, ce que je suis fort éloigné d'avoir dit, ni pensé; aussi vous gardez-vous bien d'indiquer aucun endroit où je l'aie dit. Si vous m'attribuez cette absurdité, c'est sur le prétexte que, quoique je regarde le terme de la grossesse comme fixé par la nature à neuf mois dix jours, j'adopte cependant la latitude de vingt jours accordée par la loi. Sur ce point, qui mérite une longue discussion, je vous renvoie à ce que j'en dirai dans ma seconde lettre. D'un autre côté, quand je vous demande si vous espérez renverser l'ordre établi par la loi, après avoir employé une page entière à protester que non... : *Nous nous contentons*, poursuivez-vous, *de soutenir qu'il est de l'essence des loix de n'être appliquées qu'à la pluralité des cas, & par conséquent de souffrir des exceptions. Nous essayons de prouver que ces exceptions ont très-réellement lieu ; nous faisons ce qui est en nous pour éclairer la religion des magistrats. Nous cherchons par-là à diminuer le nombre des circonstances où la loi pourroit être injuste. Du reste, nous nous en rapportons aux lumières, à la sagesse ainsi qu'à la probité des vrais jurisconsultes & des magistrats. Est-ce là détruire la loi? Est ce là renverser l'ordre établi? Ne seroit-ce pas au contraire, par le plus étrange renversement de toute justice & de toute raison, qu'on s'opiniâtreroit à soutenir qu'une loi qui souffre réellement exception, n'en est cependant pas susceptible, & qu'il faut agir dans l'application de cette loi avec la même rigueur que si l'impossibilité des exceptions étoit démontrée ?*

Par l'abus que vous faites ici du mot *exception*, vous donnez lieu de douter si vous en ignorez, ou si vous feignez d'en ignorer la valeur. Mais que cette ignorance soit réelle ou simulée, elle est également mal assortie avec le noble desir qui vous enflamme *d'éclairer la religion des magistrats*. Que nous serions à plaindre s'ils ne puisoient pas dans des sources plus lumineuses que vos instructions! La loi qui borne la durée des grossesses à dix mois est une loi rigoureuse, &, comme telle, ne peut souffrir aucunes exceptions. Ainsi aucune grossesse supposée excéder cette borne, ne peut passer pour une exception à cette loi. Pour qu'elle pût prendre cette qualification, il faudroit que la loi eût dit, ou au moins donné à entendre qu'une grossesse censée de plus de dix mois, dans telle ou telle circonstance, sera exceptée de cette loi. C'est ainsi que la loi qui punit de mort l'homicide, excepte celui qui est commis soit fortuitement, soit pour la défense de sa propre vie, ou de sa pudicité. Mais, encore une fois, la loi des dix mois n'excepte aucun cas, & rejette tout ce qui se trouve compris au-delà des bornes qu'elle a fixées.

Ma lettre prend insensiblement du volume, & je crains qu'elle ne devienne aussi longue que la vôtre. Je la terminerai donc ici pour continuer l'entretien dans la seconde que j'aurai l'honneur de vous écrire. Elle roulera, ainsi que la troisième, sur les autorités dont nous avons prétendu vous & moi nous appuyer.

J'ai l'honneur d'être, &c.

FAUTE à corriger dans cette lettre. Page 13, ligne 1ère, *pour tuer*, lisez *pour tuer le tems*.

LETTRE II.

Vous êtes prévenu, Monsieur, que dans cette lettre il doit être question des autorités qui font contestation entre vous & moi. Mais, avant d'entrer là-dessus dans aucun détail, je vous ferai quelques observations générales sur les infidélités sans nombre que vous me reprochez, & sur ma manière de penser, quant au terme de l'accouchement, que vous feignez d'ignorer.

Relativement au premier point, il est inconcevable que vous ayez pu vous compromettre jusqu'à me taxer d'inexactitude & de mauvaise foi dans ce que j'ai exposé, puisque j'ai pris les plus justes mesures pour ne pouvoir pas mériter ce traitement. Toutes les fois que j'ai critiqué ou adopté le sentiment d'un auteur, j'ai indiqué son nom, son surnom, son ouvrage, le lieu & l'année de l'édition, le livre, le chapitre & la page. J'ai rapporté non-seulement chaque passage dans son entier, mais encore ce qui pouvoit se trouver, avant ou après, de capable d'affoiblir, ou de contredire le passage cité. En prenant de telles précautions, m'étoit-il possible de donner le change au lecteur? La seule chose que vous pourriez donc m'imputer, ce seroit d'avoir erré en traduisant, ou en interprétant quelque passage. Mais errer, Monsieur, c'est se tromper, & non pas tromper les autres à dessein. Bien loin cependant d'être tombé dans la dernière de ces fautes, je ne crois pas même avoir commis la première. En citant tout au long les textes, &

en donnant les indications précises des sources d'où je les ai tirés, j'ai mis le lecteur à portée de les apprécier & de les comparer avec mes réflexions. Je lui ai donné toute la commodité qu'il pouvoit desirer de les vérifier, s'il le jugeoit à-propos; avantage que vous vous êtes bien gardé de me procurer. Mais, voyez quelle est votre inconséquence & votre injustice; vous convenez n'avoir pas vérifié mes citations. Plutôt que d'en prendre la peine vous voulez croire, dites-vous, *qu'elles sont dans les originaux telles que je les présente, que mes traductions sont fidèles* ; & cependant, dans le détail, il n'y a presque pas d'article où l'on ne vous entende crier *à l'infidélité*. Il est incroyable combien de fois vous m'avez imputé cette faute, & surprenant que vous ne m'en ayez jamais convaincu. N'ayant que des infidélités imaginaires à m'imputer, vous en avez commis de très-réelles pour fonder ces imputations. Voilà tout ce que j'ai maintenant à vous dire sur cet objet, sauf à m'expliquer plus particulièrement dans le détail.

Le second objet regarde la question que vous me faites, page 80 de votre écrit, en ces termes :

Me sera-t-il permis de vous demander, Monsieur, quelle est au juste votre façon de penser sur le terme de l'accouchement dans l'espèce humaine? Vous êtes si peu constant dans vos décisions, qu'on ne sçait à quoi s'en tenir sur votre opinion ; comme il y a grande apparence que vous ne sçavez vous-même à quoi vous en tenir sur le fond de la question.

La tournure honnête avec laquelle vous demandez des éclaircissemens, ne permet pas de vous les refuser. Aussi ne les attendrez-vous pas longtems. Mais, *vous ne sçavez*, dites-vous, *à qui vous avez affaire. Est-ce à M. Bouvart le physicien?*

Eſt-ce au juriſconſulte ? Eſt-ce au compilateur ? Ces trois Meſſieurs ne ſont pas d'accord entre eux.... Ces expreſſions annoncent M. Bouvart le phyſicien. C'eſt maintenant le tour de M. Bouvart le juriſconſulte. . . . Mais ces deux Meſſieurs Bouvart ne faiſant au fond qu'un ſeul & même homme, comment eſt-il poſſible que cet homme ſoit en contradiction avec lui même. Surement le troiſième Monſieur Bouvart, celui qui compile ſi ſupérieurement, va mettre les deux premiers d'accord ; il va les concilier enſemble. Lui ! Il a bien d'autres choſes à faire ; que ces Meſſieurs s'accordent ou non, c'eſt ce dont il s'embaraſſe le moins, &c. &c. &c.

Cette lourde & plate bouffonnerie a tant de charmes pour vous que, non content d'y conſacrer quatorze pages d'un ſeul jet, vous y revenez encore à pluſieurs repriſes dans le cours de votre écrit. A ce friand morceau il ne manquoit, pour exciter l'admiration, que d'être prononcé ſur des treteaux, devant l'auditoire des boulevarts, tribunal compétent & ſeul capable d'évaluer le mérite d'une ſaillie ſi délicate, où votre bon goût ſe dilate & s'épanche voluptueuſement. Je pourrois, à ce ſujet, vous donner des éloges plus étendus, s'il ne me falloit revenir à l'indéciſion que vous me reprochez ſur le terme de la naiſſance.

Il n'eſt nullement vrai, Monſieur, qu'à cet égard j'aie varié, ou que je ſois tombé dans aucune contradiction avec moi-même. C'eſt un fait que j'aurai bien moins de peine à établir que vous n'en avez pris à le contredire. J'avois à prouver qu'un poſthume de dix mois vingt jours n'eſt pas légitime. J'ai commencé par apprécier & critiquer les autorités contraires qu'on m'oppoſoit, & les écarter, en faiſant voir qu'elles ne pouvoient être d'aucun poids. J'ai raſſemblé enſuite toutes celles dont je pouvois m'appuyer, & qui se réduisent à trois classes. La première, qui comprend les rigoristes à la tête desquels est Hippocrate, fixe le plus long terme à neuf mois dix jours. Viennent ensuite les loix Romaines qui le bornent à dix mois strictement; puis enfin un très-grand nombre de médecins & de médico-légistes qui le prolongent dix jours au-delà. J'adopte, il est vrai, suivant ma manière particulière de penser, le sentiment des rigoristes. Mais, comme je n'ai pas la présomption, ainsi que d'autres, de croire mon opinion capable de faire loi, j'adopte aussi, puisque rien ne m'en empêche, & que j'y suis autorisé, la latitude accordée par le droit Romain & par les médico-légistes. Y a-t-il après cela la moindre contradiction à dire? " Je pense que la grossesse ne s'étend pas au-delà „ de neuf mois dix jours. Mais, quelque fondé que „ je me croie à penser ainsi, dans la crainte de „ me tromper, j'aime mieux admettre aussi l'opi- „ nion des plus mitigés. „ Ainsi, si ces trois opinions diffèrent entre elles par un peu plus ou moins de latitude, elles s'accordent parfaitement en un point qui est d'exclure le part de dix mois vingt jours dont je veux prouver l'illégitimité. Je dis donc à mes adversaires. . . . " Puisque vous excé- „ dez les bornes des dix mois établies par les loix, „ & celles même de dix mois dix jours fixées par „ les médico-légistes, à combien plus forte raison „ n'excédez-vous pas les neuf mois dix jours où se „ renferment les rigoristes? „ Soit donc que j'embrasse les trois opinions ensemble, soit séparément celle des trois que l'on voudra, j'oppose une ferme barrière au posthume de dix mois vingt jours que l'on veut, contre toute règle, admettre à la légitimité. Je crois devoir terminer cette explication en vous faisant, Monsieur, le défi le plus formel, je ne dis pas de pouvoir conclure, mais ſeulement induire de mes deux conſultations, ſoit comparées enſemble, ſoit priſes ſéparément, autre choſe que ce que j'ai l'honneur de vous repréſenter.

Vous avez eſſayé de vous ſauver en jouant d'adreſſe. Vous avez imaginé de traiter, non l'eſpèce, mais la queſtion des naiſſances tardives en général; enſorte que, poſant pour principe que le terme de neuf mois eſt le plus commun, vous jugez à-propos d'appeller naiſſances tardives toutes celles qui s'étendent au-delà. A l'aide de cet ingénieux artifice, vous rangez de votre côté non-ſeulement les autorités qui allèguent des groſſeſſes de douze, treize, quatorze mois, de deux & de trois ans, juſqu'à un terme indéfini; mais encore toutes celles qui accordent une latitude bien moindre: de quelques ſemaines, par exemple, ou ſeulement de quelques jours, par-delà le neuvième mois. C'eſt ainſi que vous prétendez réunir en votre faveur, non-ſeulement la majeure partie, mais (ce qui eſt bien plus déraiſonnable encore) la totalité des autorités. Enſorte que, toutes les fois que je cite comme oppoſé aux longues groſſeſſes un auteur qui, à l'exemple des loix, en borne le terme à dix mois ou quelques jours de plus, vous criez à l'infidélité. Pour peu que l'on conſidère que je me ſuis expliqué de manière à écarter toute ambiguité, l'on verra clairement que le genre d'infidélité que vous m'attribuez eſt un délit de votre invention; que les auteurs dont je m'appuie n'entendent par longue groſſeſſe, par groſſeſſe inadmiſſible, que celle qui excède conſidérablement le commencement du onzième mois; & qu'enfin, (ſi vous exceptez l'arrêt en faveur de Renée de Villeneuve, que j'ai prouvé avoir été ſurpris par de fauſſes allégations) vous ne trouverez ni auciennes loix, ni arrêts de cours souveraines, ni aucuns bons auteurs, soit médecins, soit médico-légistes, dont les décisions donnent lieu de penser autrement. C'est donc sans fondement que vous comptez parmi les partisans des longues grossesses tous les auteurs qui ont accordé jusqu'à dix mois quelques jours. Je vous l'avois déjà dit, & je vous le répète encore, ces auteurs ne se sont ainsi comportés que par un excès de scrupule, & pour ne pas risquer de se tromper dans une matière délicate & importante : mais qu'aussi, par cette tolérance, ils ont acquis le droit de proscrire toute grossesse qui seroit supposée excéder les bornes qu'ils ont établies.

Quoique cette explication doive vous fermer la bouche sur toutes les infidélités que vous m'imputez, & les fasse entièrement disparoître, cela ne m'empêchera point de vous suivre dans les fréquentes applications que vous faites de votre calomnieux sophisme. Il sera bien nettement prouvé que tous les auteurs qui n'accordent que jusqu'à dix mois dix jours sont très-formellement opposés aux longues grossesses, & par conséquent pour moi ; pendant qu'il ne vous reste que ceux qui les étendent au-delà jusqu'à un terme illimité. Ce principe une fois établi, il sera facile de faire entre vous & moi le partage des autorités.

Hippocrate, le plus ancien de nos auteurs, fixe la durée de la plus longue grossesse à neuf mois dix jours. Vous lui accordez *toutes les qualités d'un excellent médecin*, & vous finissez son éloge par protester (ce qui n'est pas peu flatteur pour lui) *qu'il n'a pas d'admirateur plus sincère que vous.* Mais comme il n'est pas plus en vous de rendre au mérite un hommage pur, que de vous accorder avec vous-même, vous répétez ce que vous aviez

aviez déja dit dans votre consultation, *que c'est un très-mince avantage que de l'avoir de son côté.* J'insiste à vous soutenir qu'il n'est point du tout indifférent d'avoir pour soi le prince de la médecine. *Vous devez sçavoir*, me répondez-vous du ton, non d'un maître, mais d'un monarque offensé (la comparaison, cette fois, est-elle assez noble ?) *Vous devez sçavoir qu'il n'y a point d'autre prince en médecine que la raison ; & j'ai suffisamment démontré que ce prince avoit clairement prononcé en faveur de mon opinion.* Voilà des paroles, Monsieur, qui prouveront bien, si vous voulez, que le don d'être modeste n'est pas accordé à tous les hommes; mais elles ne sont pas faites pour jamais persuader aux politiques sensés que *le prince* dont vous parlez traite aussi favorablement que vous le dites, un sujet si facile à se laisser surprendre en contravention à ses loix.

J'ai exposé qu'Hippocrate met entre le part de dix & celui de onze mois une distinction qui roule, non sur la durée réelle d'une grossesse, mais sur le nombre de mois tant entiers, que rompus, où elle peut s'étendre. Qu'elle commence, par exemple, par les dix derniers jours d'un mois, cette fraction jointe aux neuf mois pleins qui suivront, fera une grossesse de dix mois. Mais, si elle commence par les cinq derniers jours du premier mois, & qu'elle finisse par les cinq premiers du dernier, ces deux fractions, ajoutées aux neuf mois entiers compris entre elles, feront une grossesse de onze mois. Ensorte que la durée de celle-ci n'est pas plus longue que celle de l'autre, comme Hippocrate le dit lui-même. Elle n'est, dans l'un & l'autre cas, que de quarante semaines, deux cents quatre-vingt jours, ou (ce qui est la même chose) neuf mois dix jours. Toutes ces choses sont non-seulement indiquées, mais très-clairement exprimées dans les passages d'Hippocrate que je vous avois mis sous les yeux.

Qu'opposez-vous à cela? *Qu'il s'exprime d'une manière embrouillée, & que chacun a cru pouvoir l'interpréter à sa manière.* Borné cependant à cette assertion toute sèche vous vous abstenez, avec votre prudence ordinaire, de citer, ni de discuter aucun des six passages, & vous n'avez que trop de raison de craindre que le lecteur ne les trouve aussi clairs que vous les dites obscurs. Au reste s'il y a diversité de sentiment, entre les auteurs qui ont cité Hippocrate, la cause en est évidente. Les uns n'ont pas daigné le lire en entier & de suite, ensorte que trompés par les dénominations *de dix & de onze mois*, ils lui ont attribué, sans raison, d'avoir entendu des mois entiers, & d'avoir reconnu des parts de dix & de onze mois effectifs. Mais ceux qui l'ont lu avec réflexion, sont demeurés bien convaincus qu'il n'avoit pas étendu la durée de la grossesse au-delà de neuf mois dix jours. Sur ce qu'il a compté des fractions de mois pour des mois entiers, *cette façon de calculer*, dites-vous, *quel que soit celui qui l'emploie, est vicieuse & propre à induire en erreur.* Mais pourquoi le seroit-elle, dès qu'Hippocrate vous avertit du sens qu'il veut que l'on donne à ses expressions? *Le part de dix mois*, vous dit-il, *& celui de onze mois naissent dans le cours de quarante semaines, ensorte que deux cents quatre-vingt jours, qui font ces quarante semaines, peuvent s'étendre jusqu'au onzième mois.*

On ne compte point, poursuivez-vous, *une fraction de mois pour un mois. Cela devroit suffire pour faire rejetter absolument l'autorité d'un auteur, quelqu'illustre qu'il soit d'ailleurs.*

Vous qui m'accusez d'avoir de l'humeur, n'est-ce pas en montrer beaucoup que de ne pouvoir souffrir que l'on compte des fractions de mois pour des mois? pendant que, depuis des milliers d'années, on compte bien des fractions de jours pour des jours entiers. Qu'aujourd'hui à midi, par exemple, il me prenne un accès de fièvre qui dure jusqu'à minuit, que l'intermission dure depuis ce tems jusqu'à midi suivant: & qu'alors l'accès revienne & dure douze heures comme le premier, cela s'appellera dans toutes les langues une fièvre tierce, c'est-à-dire, qui revient chaque troisième jour: & cependant les deux accès, y compris le jour d'intermission, n'auront duré que trente-six heures. On peut dire à proportion la même chose de la fièvre quarte. A votre compte il faudra donc changer la dénomination de ces fièvres. Mais ce n'est pas ce que j'y vois de pis. Il faudra ne pas épargner davantage l'article du symbole, où il est dit que Jesus-Christ est ressuscité le troisième jour. Notre Rédempteur est mort le vendredi au soir, & ressuscité le dimanche matin, ce qui fait au plus un jour & demi. Désistez-vous, Monsieur, de votre prétention, si vous n'aimez mieux être soupçonné d'avoir oublié, ou de n'avoir jamais bien sçu votre *Credo*.

Hippocrate enfin, *Hippocrate qui* (souvenez-vous en) *n'a pas de plus sincère admirateur que vous; n'a*, selon vous-même, *rien de clair & de précis. Il ignoroit d'ailleurs les raisons & les faits sur lesquels les défenseurs des naissances tardives appuient leur sentiment, & auxquelles cet auteur, faisant usage de l'excellent esprit qu'il avoit, n'auroit pas manqué de se rendre, s'il en avoit eu connoissance.* Voilà peut-être ce que dans tout votre écrit vous avez dit de plus sensé; & je ne puis disconvenir qu'il s'en falloit beaucoup qu'Hippocrate sçût tout ce que vous sçavez sur les longues grossesses. Mais aussi est ce la faute de ce grand homme, s'il n'a pu retarder sa naissance de plus de deux mille ans, pour venir prendre dans votre amphithéâtre des leçons sur cette matière ? Hé! que sçait-on ? Peut-être les femmes intéressées à se procurer des posthumes de trois ou quatre ans vous devroient sa conversion ; & vraisemblablement, avec les bonnes dispositions que vous lui accordez, il fût devenu, comme tant d'autres, un très-joli sujet entre vos mains.

J'ai écrit d'Aristote qu'il n'est pas moins pour moi que contre vous : & vous répondez que *vous ne vous en seriez pas douté.* Tout ce que me prouve cette réponse, c'est qu'à force de ne douter de rien, on parvient à ne pas se douter des choses les plus apparentes & les plus avérées. Le texte d'Aristote porte pourtant que *l'accouchement se fait, pour le plus tard, au commencement du onzième mois.* Mais vous croyez me trouver en contradiction avec lui, en ce que je borne le terme de la grossesse à neuf mois dix jours. Cependant mon sentiment est conforme au sien, en ce que nous n'admettons ni l'un, ni l'autre, aucune grossesse qui excède le commencement du onzième mois.

Il n'avoit coulé jusqu'ici que du fiel tout pur de votre plume. Actuellement vous vous efforcez de devenir agréable & badin. Sur ce que je donne l'époque de la naissance de Galien dont il va être question.... *Mais que font*, dites-vous, *la naissance & la longue vie de Galien pour sçavoir s'il y a des accouchemens tardifs? Attendez... je ne faisois pas attention que c'est Monsieur Bouvart le compilateur qui écrit: Passons, passons ; ce qui sort de cette plume ne tire point à conséquence.*

Galien donc né & mort dans l'an, le mois, le jour, l'heure & la minute que l'on voudra, dit que &c. Vous avez ſoutenu tout cet article dans le même goût, ſans penſer qu'il eſt impoſſible de plaiſanter avec grace ſur des objets qui ne peuvent en donner ſujet; qu'il n'y a pas deux choſes qui ſoient plus incompatibles que la colere l'eſt avec la plaiſanterie; & que celle ci, de même qu'un teſtament, eſt inſoutenable *ab irato.* Pouvois-je donc me diſpenſer d'indiquer le tems de la naiſſance de Galien, après avoir annoncé qu'il étoit de mon plan de faire connoître quels étoient les plus anciens auteurs qui euſſent parlé du terme de la groſſeſſe? Au reſte, Galien dit *que pour la formation, le mouvement & la naiſſance de l'enfant, il n'y a point de terme précis; mais qu'en tout la choſe ſe paſſe comme Hippocrate & d'autres auteurs très-graves l'ont écrit après lui* : ce qui vous donne occaſion, après une itérative repréſentation de votre baſſe & inſipide tabarinade, d'ajouter *que ſi Galien a dit que tout ſe paſſe de la manière dont Hippocrate l'a écrit, c'eſt évidemment parcequ'il croyoit que ce médecin n'avoit rien fixé là-deſſus.* Galien n'a jamais eu cette opinion d'Hippocrate, puiſque Galien l'a commenté, qu'il ne peut l'avoir commenté ſans l'avoir lu, & qu'en le liſant il a du voir qu'il s'explique très-clairement; mais ſi Galien dit que le tems où l'enfant prend naiſſance eſt incertain, il entend infailliblement cela de l'eſpace qui s'étend depuis la conception juſqu'au terme le plus long où la groſſeſſe puiſſe s'étendre, & qui eſt de neuf mois quelques jours, comme l'a dit Hippocrate; car ce dernier reconnoiſſoit des parts de ſept, de huit, & de neuf mois. En donnant aux paroles de Galien un autre ſens, on les rendroit contradictoires, pour ne pas dire inintelligibles. Si, au lieu d'arguer & de contredire sur les choses que vous connoissez le moins, vous vouliez vous donner la peine de jetter les yeux sur le livre de Galien qui traite de l'anatomie des animaux vivans, vous y verriez qu'il reconnoît des parts de sept, de huit, de neuf mois & rien au-delà, & qu'il est, comme il le dit lui-même, du sentiment d'Hippocrate, ce qui ne vous laisse pas le plus léger prétexte de disputer.

Il est donc très-nettement prouvé qu'Hippocrate, Aristote, ni Galien n'ont reconnu aucune grossesse qui excédât le commencement du onzième mois, & qu'ils sont tous trois d'accord à exclure les accouchemens tardifs. Passons à ceux qui tiennent pour l'opinion contraire, à la tête desquels est Pline.

La grossesse, selon lui, n'avoit pas de tems limité : *assertion*, ai-je dit, qui, *suivant toute apparence, avoit été tirée d'Aristote, dont on avoit mal pris le sens.* Vous dites à cela, *mais s'est-on jamais avisé d'opposer un suivant toute apparence au texte clair & circonstancié d'un auteur qui rapporte des faits ?* Si mon expression pèche, c'est plutôt par défaut que par excès d'énergie. Le dire de Pline, en effet, paroît d'autant plus fondé sur celui d'Aristote, que ce dernier assure, de même que Pline, que la grossesse n'a point de tems limité. C'est là ce qui établit, entre l'un & l'autre, cette conformité de sentiment qui a donné matière à l'erreur. Mais au fond ils pensent très-différemment l'un de l'autre, puisque Pline ne connoît aucune borne à la grossesse, au lieu qu'Aristote n'en regarde le terme comme variable que jusqu'au commencement du onzième mois : d'où je conclus, avec grande raison, que ceux que Pline fait parler avoient mal pris le sens d'Aristote.

Vous me taxez *d'une exagération impardonna-*

ble pour avoir appellé Pline le père de l'erreur & du mensonge. Ce reproche seroit peut-être moins mal fondé, si mes paroles, qui étoient assez innocentes au sortir de ma plume, n'avoient pas eu un malheur qu'elles n'éprouvent que trop souvent, qui est de devenir criminelles en passant par la vôtre. Le doux penchant qui vous entraîne à supprimer tout ce qui vous incommode, vous a fait mutiler mon discours que voici dans son entier. *S'il a passé pour l'un des plus sçavans hommes de son tems, on ne lui fera aucune injustice en le regardant, sur-tout en physique, comme le père de l'erreur & du mensonge.* J'ai souscrit, comme vous auriez du le voir, à l'éloge que l'on fait de lui comme sçavant: & le reproche *d'erreur & de mensonge* n'est plus si exagéré, puisque j'en restreins l'application aux choses de physique qu'il a traitées. Encore cette critique est-elle appuyée des preuves les plus convaincantes, je veux dire, d'une longue suite de faits fabuleux que j'ai cités de Pline, & que vous feignez de n'avoir pas seulement apperçus. Il assure, & je vous en ai cité tous les passages, *qu'on a vu des pluies de lait, de sang, de chair, de laine, de brique cuite: que des femmes ont été changées en hommes, qu'il en a vu lui-même des exemples: qu'il naît des serpens de la moëlle de l'épine des hommes, que la salamandre éteint le feu de même que fait la glace: que les taupes cachées sous terre entendent ce qu'on dit d'elles & s'enfuient: que dans la mer rouge il croît des oliviers & des arbrisseaux verds.* Ces exemples sont pris, pour ainsi dire, à l'ouverture du livre, & je ne les ai rapportés que comme un foible échantillon de la multitude de faits de pareille espèce qui se trouvent dans cet auteur. Ses ouvrages sont assurément un beau monument de la littérature ancienne:

mais faut-il pour cela croire légèrement tout ce qu'il avance ? Pensez-vous l'avoir justifié d'une manière bien adroite en disant . . . *Si parcequ'un homme s'est trompé sur quelques points dans un ouvrage immense, on infère que tout ce qu'il a dit sur le reste ne mérite aucune croyance, il est clair que l'on conclut du particulier au général, & il n'est point de façon d'argumenter plus vicieuse.* Vous ne pouvez avoir puisé le goût de cette réponse que dans le roman de Gil-Blas, où Ambroise Laméla travesti en commissaire du Saint Office fait une descente chez Samuel Simon, & dresse un procès verbal de perquisition, dans lequel, en criminaliste aussi retors que mal intentionné, il empoisonne, à la charge de ce malheureux homme, les paroles les plus innocentes des témoins, par la manière dont il les rédige.

Premièrement, Monsieur, réduire, comme vous faites, les erreurs de Pline *à quelques-unes*, & d'une autre part donner *pour immense* un ouvrage d'une étendue médiocre, c'est vouloir, selon votre usage, établir positivement le contraire de la vérité. On sçait qu'en retranchant de Pline tout ce qui n'est point physique, le reste peut être contenu dans deux très-médiocres volumes ; & qu'une bonne partie de ce reste consiste dans des faits aussi fabuleux que ceux que j'en ai rapportés pour exemples. D'ailleurs j'ai conclu, non comme vous me le faites faire, que Pline, *pour quelques erreurs qu'il contient, fût incroyable sur tout le reste ;* mais, ce qui est très-différent, ou, pour mieux dire, tout-à-fait opposé, qu'abondant en récits fabuleux sur les matières de physique, il se rend au moins fort suspect sur le fait des longues grossesses. Seroit-ce donc là, Monsieur, *conclure* (comme vous m'en accusez) *du particulier au général*, & ne seroit-ce pas plutôt faire très-positivement le contraire ?

Hippocrate, à vous entendre, *a aussi des erreurs. On doit donc rejetter son autorité. Toutes choses égales entre Hippocrate & Pline, celui-ci doit l'emporter. Pline s'est expliqué clairement; Hippocrate ne donne qu'une assertion dénuée de preuves. Pline rapporte le jugement d'un magistrat; il ne fournit point d'armes contre lui: au lieu qu'Hippocrate convient qu'il a souvent entendu dire aux femmes qu'elles avoient porté leurs enfans dix mois. Elles doivent sçavoir mieux que personne ce qui leur est arrivé.*

Hippocrate a aussi des erreurs; hé bien, soit. Mais on ne peut pas plus rares: & c'est à ce titre qu'il a acquis & conservé le premier rang parmi les médecins. Quelle comparaison prétendez-vous donc faire entre lui & Pline qui n'étoit pas médecin, & qui fourmille d'erreurs? *Pline s'est expliqué clairement.* Oui encore; mais pour exposer une doctrine & des faits très-faux. *Hippocrate ne donne qu'une assertion dénuée de preuves.* D'accord; mais qui n'en avoit pas besoin. *Pline rapporte le jugement d'un magistrat*: qui pouvoit avoir été corrompu. *Pline ne fournit aucunes armes contre lui.* Aucunes: excepté la multitude de fables qu'il rapporte. *Hippocrate enfin convient qu'il a souvent entendu dire aux femmes qu'elles avoient porté leurs enfans plus de dix mois.* Mais il ne le rapporte que pour les contredire par d'excellentes raisons. *Personne ne peut mieux sçavoir qu'elles ce qui leur est arrivé.* Souvent elles ne sçavent si elles sont grosses, ni depuis quand; & quelquefois elles le sçavent de reste, mais se gardent bien de le révéler.

Après cette dépense extraordinaire de solides

objections, ceux qui ne connoissent pas votre fécondité seroient tentés de vous croire épuisé. Mais non. Vous citez tout au long l'éloge de Pline, extrait des œuvres de Monsieur de Buffon, où il loue cet ancien philosophe *sur l'étendue de son plan qui comprend l'histoire des animaux, des plantes, des minéraux, celle du ciel, de la terre, le commerce, la navigation, les arts libéraux & méchaniques, l'origine des usages. Il le loue sur l'élévation de ses idées, la noblesse de son stile, son érudition immense, sa facilité à penser en grand, la finesse de ses réflexions, son élégance, son goût &c &c.* Il n'y a pas là, j'en conviens; (mais convenez en vous-même) un seul trait d'éloge qui ne lui soit aussi légitimement du que le reproche que je lui fais. Le seul point sur lequel vous aviez besoin qu'il fût loué, & sur lequel il ne l'est point, c'est la véridicité. Ni Monsieur de Buffon, ni aucun autre bon auteur, n'en ont jamais parlé avantageusement à cet égard. Loin donc d'avoir infirmé la raison que j'ai de rejetter l'autorité de Pline, vous la laissez subsister dans son entier; & je ne pense pas que vous soyez plus heureux à écarter celles que je vous ai opposé au sujet d'Aulugelle.

Cet auteur nomme Varron, comme assurant que l'homme peut naître dans le onzième mois, & cela sur le témoignage d'Aristote; ce qui prouve invinciblement que Varron bornoit la plus longue grossesse au commencement du onzième mois, & qu'il est d'accord avec ceux qui sont opposés aux longues grossesses.

En second lieu, Aulugelle rapporte avoir ouï dire qu'Adrien, sur l'avis des médecins & des philosophes, avoit décidé qu'une femme peut accoucher dans le onzième mois: & vous répondez à cela que *l'expreſſion d'Aulugelle, in undecimo menſe gigni hominem, veut dire le onzième mois tout entier, & que j'ai interprêté ces paroles dans un ſens contraire à l'uſage reçu.* Monſieur *l'ancien profeſſeur* a prononcé. Tout eſt dit. C'eſt ainſi qu'il ſe diſpenſe de dire ſes raiſons, & de tenir compte de celles des autres. Cependant Aulugelle dit que la femme dont il parle étoit accouchée, *in undecimo menſe poſt mariti mortem*, & qu'on lui intenta un procès, *quoniam decemviri in decem menſibus gigni hominem, non in undecimo ſcripſiſſent.* Pourquoi, Monſieur, dans le premier membre de cette phraſe, Aulugelle ſe ſert-il du nombre cardinal, & du nombre ordinal dans le ſecond? En voici la raiſon. C'eſt que, s'il eût dit *in decimo menſe gigni hominem*, au lieu de *in decem menſes* ce n'eût pas été rendre le ſens de la loi. Car cette loi n'entend pas dire que l'enfant peut naître dans le cours du dixième mois, ce que ſignifieroit *in decimo menſe.* Elle entend, ce qui eſt fort différent, que le terme de la naiſſance eſt borné à dix mois. Ainſi quand Aulugelle, pour rendre l'eſprit & les termes de la loi, dit *in decem menſes gigni hominem*, c'eſt exactement la même choſe que s'il eût dit, *intra decem menſes naſci hominem*, c'eſt-à-dire, que l'homme n'a que le cours de dix mois pour naître. Lorſqu'il ajoute enſuite, *non in undecimo* (en oppoſant le nombre ordinal au nombre cardinal dont il vient de ſe ſervir) il ne reſte plus de doute: & cela veut dire qu'on ne peut pas accoucher, ſuivant la loi, dans le cours du onzième mois. Mais la choſe devient encore plus claire lorſqu'Aulugelle ajoute qu'Adrien décida *in undecimo quoque menſe partum edi poſſe*, ce qui ne peut jamais ſignifier, comme vous vous obſtinez à le ſoutenir, que la groſſeſſe peut durer onze mois entiers, mais seulement que l'on peut aussi accoucher dans le cours du onzième mois ; ou, pour mieux dire, dans le onzième mois commençant. Décision qui, vu que la loi des Décemvirs étoit stricte & sévère, pouvoit être regardée comme un événement assez extraordinaire pour mériter d'être transmis par Aulugelle à la postérité. En un mot, cet auteur met jusqu'à trois fois le nombre cardinal en opposition avec le nombre ordinal. *In decem mensibus gigni hominem, non in undecimo :* & cette affectation, jointe aux circonstances que je viens d'expliquer, ne laisse aucun doute sur la différence qu'il met dans la valeur de l'une & l'autre expression.

J'ajoute à ces raisons que le jugement d'Adrien étoit purement arbitraire ; *supposition*, dites-vous, *dont je ne fournis aucune preuve, & qui est injurieuse à la mémoire d'Adrien.* La preuve, Monsieur, m'a paru d'autant moins nécessaire à rapporter, que j'ai pensé qu'elle ne pouvoit échapper à personne. C'est que, la loi des douze tables étant rigoureuse, & n'accordant pas un seul jour au-delà des dix mois, le jugement d'Adrien, comme dérogeant à cette loi, étoit soupçonnable de partialité & d'injustice. C'est vraisemblablement ainsi qu'en ont jugé Justinien & Trébonien qui, sous le nom de cet empereur, recueillit en un corps les loix Romaines. Quoiqu'ils dussent bien connoître le jugement qu'avoit pu rendre Adrien, ils n'y ont eu aucun égard, & n'en ont pas moins confirmé la disposition de l'ancienne loi.

Quant au reproche *d'injure faite à la mémoire d'Adrien*, il est bien peu réfléchi de votre part. Si Adrien avoit des vertus, il n'étoit pas exempt de mauvaises qualités, ni même des vices qui rendent les hommes odieux, la dissimulation & la cruauté. Est-on donc bien coupable en soupçonnant l'équité de celui qui eſt convaincu de tels vices? J'ai lieu de penſer que ſi j'euſſe été dans le cas d'avoir à ſoupçonner l'équité de monſtres tels que Caligula ou Néron, le zèle vous auroit emporté juſqu'à entreprendre leur apologie.

Après l'autorité d'Aulugelle, ſuit celle d'Avicenne qui eſt conçue en ces termes : *Une Muſulmane a dit qu'une femme, après quatorze mois, mit au monde un enfant qui eut d'abord des dents & qui fut viable.* Voilà ce que vous appellez *un fait, un exemple* d'accouchement tardif. *Avicenne paroît ajouter foi à cette hiſtoire, & j'ai droit de le citer parmi ceux qui croient aux groſſeſſes prolongées.* Remarquez qu'Avicenne ne dit pas même que la Muſulmane lui ait parlé directement. *Elle a dit*, c'eſt-à-dire, elle a raconté à ſes compagnes le fait qu'elle tenoit d'une autre femme, & que peut-être celle-ci tenoit encore d'une autre. Je vous demande ſi un pareil récit peut être autrement regardé que comme un conte de commère dans la propre ſignification du mot; & s'il ne reſſemble pas parfaitement à la fable de l'homme qui pond des œufs? Mais, quand même ce récit ne porteroit pas par lui-même un caractère de réprobation, il s'en faut bien que l'auteur ait les qualités propres à lui donner de l'autenticité. Ses ouvrages, faut-il vous le dire encore? ne contiennent qu'un fort petit nombre de bonnes choſes noyées dans une mer de mauvaiſes. Il n'avoit d'ailleurs jamais bien obſervé la nature & ſon témoignage n'eſt digne d'aucune conſidération. Vous ſeriez-vous flatté de m'en impoſer, en alléguant *que Le Clerc cite un paſſage de Cornarius qui dit que de ſon tems on expliquoit Avicenne qui étoit regardé comme le prince ou le plus excellent des médecins?* Vous avez bientôt oublié *que vous ne connoiſſez en médecine d'autre prince que la raiſon*, & que vous vous ètes modeſtement donné pour le favori de ſon alteſſe. Au reſte, triomphant comme un homme bien ſur de ſon fait, & prenant ce petit ton railleur qui vous ſied ſi peu.... *Que nos ayeux étoient ſtupides*, vous écriez-vous, *de ne pas s'appercevoir que cet homme* (Avicenne) *n'étoit au fond qu'un mauvais auteur, & de plus qu'un docte extravagant!* Mais les paroles que, d'après Le Clerc, vous avez citées de Cornarius prouvent-elles autre choſe que la célébrité d'Avicenne? Avez-vous penſé combien la diſtance peut être grande du ſolide mérite à la célébrité? Elle eſt ſouvent la même que celle qui ſépare le charlatan intrigant du ſçavant modeſte; vérité dont les exemples, communs dans tous les ſiècles, le ſont peut-être aujourd'hui plus que jamais. Il ne s'agit que de faire à Avicenne l'application de cette maxime: & ce qui doit vous être fort agréable, c'eſt que je n'ai beſoin pour cela que de l'autorité de Le Clerc & de ce même Cornarius dont vous vous appuyez. Vous avez ſaiſi à la volée ce que vous citez de l'un & l'autre, ſans lire, ou ſans vouloir mettre en compte, ni ce qui précède, ni ce qui ſuit, bien loin de conſulter Cornarius lui-même. Cependant ils ſont bien éloignés tous deux d'avoir regardé Avicenne comme un médecin eſtimable. C'eſt à ſon ſujet que Le Clerc dit, page 781 & 782, *que les médecins Arabes étoient chargés des dépouilles des Grecs qu'ils citent ſouvent, & principalement Hippocrate & Galien: qu'ils ont fait figure pendant trois ou quatre cens ans: que pendant ce tems ils ont preſque effacé les médecins Grecs:* mais cela ne l'empêche pas de convenir, *qu'ils ſont tombés dans le diſcrédit, & qu'aujourd'hui on ne lit preſque plus leurs ouvrages.*

Quant à Cornarius vous avez tronqué ce qu'en cite Le Clerc. Cornarius, en parlant des Arabes, dit *qu'ils avoient fait enſorte qu'on ne tenoit pas plus de compte des médecins Grecs, que s'il n'y en eût jamais eu:* mais il ajoute ironiquement *que de ſon tems on liſoit dans les écoles quelques endroits de ces derniers auteurs, lorſque les princes Arabes étoient d'humeur de leur céder la place, mais que cela ne ſe faiſoit que rarement.*

Si vous ne vous étiez pas borné à emprunter de Le Clerc ce que vous avez cité de Cornarius, & que vous euſſiez conſulté la préface que celui-ci a miſe à la tête de ſa traduction de Paul d'Ægine, vous auriez vu avec quelle eſtime il parle des médecins Grecs, pendant qu'il ne marque que du mépris pour les Arabes dont Avicenne étoit regardé comme *le prince. Voyant*, dit Cornarius, *qu'il étoit impoſſible de rien comprendre à ce que vouloient dire tous ces auteurs Barbares, & que les profeſſeurs étoient encore au-deſſous de ceux-là, je ne doutai plus que les médecins Grecs ne fuſſent ceux qui avoient écrit les meilleures choſes.*

Je ne me tiendrai point encore quitte que vous n'ayez eu la complaiſance d'entendre comment Freind, dans ſon hiſtoire de la médecine, page 243, parle du *prince des Arabes.* Après avoir dit quelques mots de la haute réputation qu'Avicenne s'étoit acquiſe, il continue ainſi: *Encore doit-on attendre de lui, quelque choſe qui réponde à cette grande renommée. Quoique dans un grand nombre d'occaſions j'aie conſulté ſes écrits (car vous ne penſez pas ſans doute que j'aie eu le courage de les lire tout de ſuite) je n'ai trouvé que peu ou point de choſes qu'il n'ait priſes de Galien, ou qui ne ſe trouvent au moins, à quelques petits changemens près, dans Rhaſès ou dans Hali-Ab-*

bas. Avicenne affecte souvent de multiplier sans raison les signes des maladies ; défaut dans lequel nos modernes forgeurs de systèmes (car on n'a que trop de pente à copier les fautes) sont tombés servilement. Il prend souvent pour les symptômes caractéristiques des maladies ceux qui n'ont aucun rapport avec elles. A parler vrai , si j'avois à choisir de la doctrine des Arabes , je préférerois celle de Hali-Abbas. Elle est moins confuse , plus intelligible & mieux d'accord avec elle-même que celle d'Avicenne.

Quel moyen vous reste-t-il de vous soustraire à l'autorité de Le Clerc & de Cornarius, puisque ce sont ces mêmes témoins que vous réclamez avec tant d'adresse qui prononcent hautement votre condamnation ? Vous n'avez pas plus de ressource pour éluder le sentiment de Freind : car où trouverez-vous un juge plus éclairé, plus sur & plus impartial du mérite des médecins? Réussirez-vous mieux à justifier Cardan des justes reproches que je lui ai faits? Je n'ai pas hésité à le qualifier *d'extravagant*, fondé sur quantité de traits ridicules de sa doctrine & de sa conduite. C'est sur quoi vous avez gardé un profond silence. Vous m'avez répondu vaguement à votre ordinaire. *Ce n'est pas ici le lieu d'examiner si la satyre que vous faites de son esprit & de ses mœurs est juste ou non.*

Qu'on est à son aise, Monsieur, avec un adversaire qui n'est jamais à son objet , souvent parle contre sa pensée, & toujours avant d'avoir pensé. Croyez-vous ou voulez - vous faire croire , que c'est moi *qui peins Cardan des couleurs les plus affreuses , & que je fais la satyre de son esprit & de ses mœurs ?* moi qui n'ai rien dit de son esprit qui ne se trouve dans ses ouvrages dont je n'ai fait que transcrire le texte , & citer les pages, ni de ses

ses mœurs que vous ne puissiez voir dans sa vie qu'il a écrite lui même, & continuée jusqu'au moment de sa mort. Vous y trouverez notamment le trait concernant sa mère, & qui fait horreur en passant par la plume du fils. Pouvez-vous donc m'accuser de calomnier cet auteur, quand j'ai soin de vous avertir que je ne parle que d'après les aveux qu'il n'a pas honte de faire?

Quand Cardan, poursuivez-vous, *auroit été cent fois plus méchant, cela empêcheroit-il que son père ne se soit vanté d'être né à treize mois?* Eh! comment voudriez-vous que cela pût l'empêcher? mais croyez-vous que le fait en fût mieux prouvé? *Cardan a donné dans les absurdités que l'on croyoit de son tems; peut-être en a-t-il enfanté de nouvelles?* c'est à-dire, que c'étoit du tems de Cardan une opinion généralement reçue, *que les plantes ont du sentiment, & nommément une faculté olfactive; que les souris sont engendrées par la putréfaction; que dans les tombeaux des femmes il naît des serpens; que ces serpens se multiplient ensuite par la copulation; qu'un homme, placé debout dans un tonneau, se précipite du haut d'une tour sans se faire du mal; qu'il tombe du ciel des pluies de pierres, parmi lesquelles il y en a qui pèsent cent vingt livres; que les femmes grosses qui entendent crier leur enfant dans leur ventre en meurent:* & que sçais-je? mille autres absurdités de cette espèce que Cardan rapporte, sans compter ses traités d'astrologie judiciaire, de chiromancie, de sortilège, de magie, des possédés &c. En voilà bien assez, ce me semble, pour rendre plus que suspect son témoignage sur la naissance de son père après une grossesse de treize mois. Votre dernière réponse est de dire *que Cardan n'est pas indigne de croyance quand il rapporte un fait qui regarde son propre père.* Mais dites-moi donc au moins pourquoi, dans cette circonstance, il sera plus digne de foi que si le fait regardoit un autre que son père ? Quand Cardan au surplus mériteroit d'être cru, ce fait est-il autre chose qu'un ouï-dire dans sa bouche ? est-ce rien de plus dans celle du père ? & dans celle de la mère est-ce autre chose qu'une fausseté commise par erreur ou par malice ? Schenkius dans vos mains me paroît encore plus finement défendu que Cardan. Je l'avois qualifié d'homme crédule & sans discernement, parceque sa compilation est faite sans choix. Mais, si l'on vous en croit, *une preuve positive l'emporte sur de simples négations. Celui qui rapporte des faits, & qui raisonne d'après eux, quel qu'il soit d'ailleurs* (c'est à-dire, fût-il un sot accompli) *mérite plus d'attention & de croyance que celui qui se contente de fournir une assertion denuée de preuves, & exprimée d'une manière fort obscure.*

On ne peut voir sans surprise que vous ayez hazardé avec confiance ces paroles qui vous compromettent de la manière du monde la plus humiliante. Vous y paroissez très-persuadé que Schenkius a *raisonné d'après les faits* contenus dans son recueil, & qu'il s'explique avec beaucoup *de clarté.* Mais voyez ce que vous faites faire à un auteur qui vous est entièrement inconnu, qu'il faut que vous n'ayez pas seulement ouvert, &, sur lequel vous prononcez cependant aussi hardiment que s'il vous étoit bien familier. Souffrez, Monsieur, que je vous desabuse. L'ouvrage de Schenkius n'est autre chose qu'une compilation de plusieurs milliers de passages de différens auteurs faite à l'aventure, & mise au jour par son fils. Vous n'y trouverez que les textes tout purs de ces auteurs, & pas un seul mot de raisonnement qui soit de Schenkius, ni rien, par conséquent, qui ressemble à *la clarté* que vous lui attribuez. C'est cependant de ce compilateur muet que vous faites sonner si haut *les preuves, les raisonnemens & la clarté.* Excusez, Monsieur *l'ancien professeur*, excusez l'indiscrétion de ma mémoire qui me rappelle, en cette occasion, & sans que je puisse m'en défendre, la désagréable aventure de ce singe aussi mal instruit qu'avantageux (je ne dis pas ignorant & hableur) qui, grimpé en pleine mer sur le dos du dauphin, lui dit qu'il connoît le Pirée, & que c'est un de ses meilleurs amis.

Pour vous instruire maintenant (car je travaille, comme vous voyez, sans cesse à votre instruction) de ce qu'on doit penser des anciens auteurs sur le terme de la grossesse, je vous rappellerai ici qu'Hippocrate, Aristote, ni Galien ne l'ont pas étendu au-delà du commencement du onzième mois: & qu'au contraire Pline, Aulugelle, Avicenne, Cardan & Schenkius (ou du moins les auteurs qu'il cite) quelque bonne intention que vous puissiez leur supposer, n'ont pas établi mieux que vous le système des longues grossesses. Que doivent donc devenir leurs sectateurs qui, sans produire aucun fait particulier, se sont déterminés à embrasser cette opinion, sur le seul témoignage de ces prédécesseurs? J'en ai compté jusqu'à seize qui ne sont que leurs échos, & qui n'ont d'autre mérite qu'une soumission respectueuse à leur sentiment. Est-il raisonnable d'exiger que les opinions de tels perroquets soient comptées comme autant d'autorités? *Ils ont pour eux*, répétez-vous jusqu'à l'ennui, & à chaque article, *ils ont pour eux l'expérience. Quand ils se détermineroient par l'autorité d'autrui, ce motif suffit: quand on n'a point d'expé-*

rience particulière, la raison veut qu'on se soumette à celle d'autrui.

Qu'un homme se soumette à l'autorité d'autrui quand il ne s'agit que des choses qui l'intéressent personnellement, ce sont ses affaires, soit. Mais vouloir avec acharnement que, par une soumission aussi aveugle que servile à cette autorité, il acquière le droit de fixer la manière de penser des autres, n'est-ce pas le comble de l'injustice & du déraisonnement? Il vaudroit autant soutenir que celui qui ne sçait un fait que par ouï-dire, peut déposer de ce fait aussi affirmativement que s'il en avoit été témoin, & que le juge doit admettre de telles dépositions pour en former un corps de preuve contre l'accusé. Pour que nos seize auteurs fissent autant d'autorités, il faudroit qu'ils produisissent chacun un fait nouveau, & qu'ils ne dissent pas, comme ils font tous: " Nous adoptons le système des longues „ grossesses, parceque Pline, Aulugelle, Avicenne, „ Cardan & Schenkius rapportent des faits qui en „ attestent la vérité. „ Ces réflexions générales seroient bien suffisantes pour faire rejetter tous nos rampans sectateurs de la fausse doctrine, & l'article qui les concerne ne m'arrêteroit pas plus longtems, si vous ne m'aviez mis dans la nécessité de répondre à quelques difficultés particulières que vous faites sur plusieurs d'entre eux.

Le premier est Pierre d'Apône qui, au rapport de Cardan, assuroit qu'il étoit né au onzième mois: *&, QUOIQUE LA CHOSE LUI FUT ARRIVÉE A LUI-MEME*, répondez-vous ironiquement, *il ne s'est déterminé à la croire que par déférence pour ses prédécesseurs.* Quand il vous arrive de dire des choses sensées, quoiqu'en badinant, j'entens assez raillerie pour avouer mes torts. Il m'étoit, j'en conviens, échappé que Pierre d'Apône, ayant vraisemblablement été présent à sa propre naissance, il devoit, comme vous l'insinuez très adroitement, sçavoir mieux que personne le jour, l'heure de sa naissance, & combien de tems il étoit resté dans le ventre de sa mère. Mais quand il n'auroit pas été éclairé par cette lumineuse circonstance, l'autorité d'Avicenne pour laquelle il marque un profond respect, donne toute l'autenticité desirable à son témoignage.

Spéroni, n'étant pas médecin, ne pouvoit, à ce qu'il m'a semblé, être admis à juger notre question : & vous croyez avoir répondu à cette difficulté, en disant *que Monsieur de Buffon n'est pas médecin, qu'Aristote & Pline ne l'étoient pas davantage*. A vrai dire, je ne pense pas que ni Monsieur de Buffon, ni Pline, ni Aristote aient reçu le bonnet dans aucune université, ou du moins ne l'ai-je lu, ni entendu rapporter nulle part. Mais ils ont tous trois profondément étudié la physique & la médecine : au lieu que Spéroni ne s'étoit occupé que de sciences entièrement étrangères à celles-là. Sa crédulité ridicule sur les faits physiques *ne fait rien à l'objet présent. Il se trompoit quand il avance des erreurs grossières : mais on ne se trompe pas toujours : il a saisi le vrai quand il a été question des grossesses prolongées*. Peut-on faire des réponses plus vagues & plus ineptes à des objections pressantes ? Spéroni, vous a-t-on dit, avance *que dans certains pays les femmes de sept, & dans d'autres celles de cinq ans, deviennent grosses communément*. Vous répondez *que cet auteur n'est pas si éloigné du vrai que je veux le faire entendre, & que dans les pays chauds d'Arabie & des Indes les filles sont nubiles à huit ans, & accouchent l'année d'après*. Ce fait n'est ignoré de perſonne : auſſi n'eſt-ce pas ſur celui-là que porte mon objection. Il s'agit *des filles de cinq ans.* Où avez vous vu qu'elles devinſſent mères communément, ni même qu'elles le devinſſent jamais à cet âge ? C'eſt à quoi vous ne répondez rien, & vous gardez le même ſilence ſur le conte d'Averrhoès adopté par Spéroni ; ſçavoir, *qu'une femme Arabe devint groſſe pour s'être baignée* (*ſans avoir fait autre choſe*) *dans de l'eau que des libertins qui l'y avoient précédée, n'avoient pas laiſſée auſſi pure en en ſortant, que lorſqu'ils y étoient entrés.* Répondez donc encore une fois, Monſieur, répondez, & dites-moi ſi un auteur capable d'adopter & de débiter de pareilles ſornettes, peut faire une autorité grave ſur un point de phyſique auſſi important que celui que nous traitons ? Vous avez toujours, & de reſte, des objections ou (ce qui pour vous eſt la même choſe) des injures à oppoſer à ce qui ne fait aucune difficulté, & vous ne reſtez court que ſur ce qui eſt embaraſſant.

Du Laurens, Horatius-Augenius, & Fortunatus Fidelis, m'ont paru n'agiter fortement la queſtion, que pour finir par ſe ſoumettre aux autorités que rapportent Pline, Avicenne & Schenkius : & vous me demandez *pourquoi donc, agitant, comme ils font, la queſtion, je les mets dans la claſſe de ces rampans imitateurs qu'un reſpect ſervile entraîne ?* Pourquoi cela, Monſieur, c'eſt que plus ils ont employé de tems à examiner & à diſcuter, & plus ils ſont inexcuſables de ſe ſoumettre humblement, comme ils font, à des autorités qui n'ont aucun fondement raiſonnable. Ils auroient bien pu, ſans ſe donner tant de peine, prendre leur parti tout de ſuite.

Monſieur Le Bas ſe prévaut de ce que Riolan s'exprime ainſi : *Nous voyons quelquefois des parts de douze, de treize, de quinze mois, & même de deux ans.* Mais Monsieur Le Bas ne dit pas tout. Vous avez mieux aimé le copier mot à mot que de consulter l'original, ensorte qu'il semble que vous vous soyez donné le mot vous & lui pour retrancher de Riolan ce qui vous étoit désavantageux. Vous donnez pour excuse *qu'il est toujours concerté entre les écrivains sages d'éviter les longueurs & les inutilités.* Mais avez-vous pu croire, Monsieur L'ÉCRIVAIN SAGE (ou du moins qui vous donnez si gratuitement pour tel) que je voulusse me payer d'une telle défaite, quand je suis en état de vous démontrer que le retranchement que vous faites aux paroles de Riolan, lui fait dire le contraire de ce qu'il a pensé?

Premièrement Riolan dit... *Si le terme se prolonge jusqu'au dixième ou onzième mois, le part n'en sera pas moins légitime, parce qu'Hippocrate a décidé que le dixième mois, ou le commencement du onzième étoit le plus long terme de la gestation:* d'où il suit d'abord que Riolan a mal pris le sens d'Hippocrate, qui ne connoît point d'accouchement par-delà neuf mois dix jours. Mais, en adoptant même ce que Riolan attribue à Hippocrate, qui est d'accorder jusqu'au commencement du onzième mois réel, Riolan se trouveroit encore opposé aux longues grossesses.

Voici maintenant le passage, que M. Le Bas & vous aviez tronqué, rétabli dans son entier.

Nous voyons quelquefois des parts naturels de douze, de treize, de quatorze & de quinze mois, comme le démontre Schenkius par un nombre infini d'observations; ce qui est rare, SURPRENANT ET FORT SUSPECT.

Je vous demande, d'après la restitution de ce texte, si vous connoissez un homme équitable &

sensé, qui puisse donner avec vous à Riolan la qualité de partisan des longues grossesses ? Ne voit-on pas que, s'il semble d'abord les admettre, c'est qu'il prend les contes de Schenkius pour des démonstrations, mais qu'il finit par les regarder comme *SURPRENANTS ET FORT SUSPECTS ?* ce qui n'est assurément pas les adopter.

Au sujet de Spigel qui ne se décide que par Pline, Avicenne & Schenkius, vous me faites un autre procès, & vous voulez que je vous tienne compte d'une prétendue grossesse de seize mois, dont il dit avoir lu le récit dans des observations manuscrites, où il est rapporté que Bellocatus a quelquefois raconté ce fait à ses disciples. Voilà, Monsieur, une plaisante autorité qu'un chiffon de cahier, qui ne porte ni caractère, ni titre, ni nom d'auteur. Quoique j'aie rapporté tout au long le passage où Spigel fait mention de cette pièce, que vous ignoreriez sans moi, cela ne vous empêche point de me dire avec ce ton magistral, que vous avez pris par inclination, & retenu par habitude... *Quand vous ferez faire des extraits d'auteurs, prenez garde au moins à ce qu'ils portent :* ce qui renferme contre moi deux reproches ; l'un d'inexactitude, & l'autre de paresse. Je suis bien lavé d'avance du second par le soin que j'ai pris de lire plus de deux cens auteurs, & de faire l'extrait de la plupart. A l'égard du premier, j'espère que, si l'un de nous deux l'a mérité, il sera bien prouvé à la fin de mes réponses que ce n'est pas sur moi qu'il doit tomber.

La décision de la faculté de Leipsick, en faveur d'une grossesse prétendue de douze mois, est digne de quelques observations particulières.

Un homme, en faisant un voyage, se noie. On demande à sa veuve, si elle est grosse ? Elle répond fermement que non. Six mois après, *pour conserver la jouissance des revenus de son mari* (car c'est ainsi qu'elle motive sa déclaration) elle expose juridiquement qu'elle est grosse, & accouche, à six autres mois de-là, d'un enfant bien sain. La faculté déclare ce part légitime, en alléguant l'autorité de Fortunatus Fidelis, qui est l'écho de Pline, d'Avicenne & des observations citées par Schenkius.

Vous avez prétendu exciper d'une décision aussi injuste : &, sur ce que je vous ai repris d'avoir caché toutes les circonstances qui la rendent insoutenable, vous me dites, *que j'ai donc fait vœu de ne pas apporter la moindre réflexion à tout ce que j'écris ;* & vous prétextez *que si la femme en question n'a pas déclaré sur le champ qu'elle étoit grosse, c'est qu'elle ne croyoit pas l'être. Elle aime la vérité. Elle oublie ses intérêts.* Mais il n'est point ici question de la part de cette femme d'avoir *négligé de déclarer qu'elle étoit grosse.* Il s'agit, ce qui est très-différent, d'avoir, lorsqu'on l'a interrogée, nié fermement qu'elle le fût. Or une femme qui nie en pareil cas, est présumée certaine de n'avoir seulement pas mérité d'être grosse : autrement elle déclare être en doute de grossesse. Celle-ci, au contraire, commence par nier ; puis, six mois après, vient faire une déclaration motivée *du desir qu'elle a de conserver la jouissance des biens de son mari*, puis accouche six autres mois après d'un enfant bien sain ; ensorte que la seule difficulté qui reste, est, de sçavoir lesquels sont les plus coupables, ou la femme d'avoir fait une déclaration frauduleuse, ou les médecins d'avoir déclaré son enfant légitime. Voilà les circonstances que vous trouviez *si bonnes à cacher.* Vous me répondez aujourd'hui, *qu'elles ne sont rien à l'affaire, & qu'il suffit que la faculté de Leipsick ait décidé : que cette décision soit fondée sur l'autorité de Pline ou d'Avicenne, par l'intermède de Fortunatus Fidelis, ou qu'elle vienne d'autre part, cela est indifférent.* Sont-ce là des raisons, Monsieur? Plutôt que d'en donner de si pitoyables, vous deviez ou garder le silence, ou convenir que vous aviez cité la décision de Leipsick, de même que la plupart de vos autres autorités, sans rien sçavoir de ce qu'elle contenoit. En faisant cet aveu, au moins n'auriez-vous encouru que le reproche de négligence & d'inattention.

Quant à Kiperus, Blasius, Matthæus, Trincavel, la faculté de Giessen, & Sennert, vous avouez, & vous êtes bien forcé de le faire, qu'ils ne sont, comme les précédens, & tous ceux de cette classe, que les échos de Pline, Avicenne, Cardan & Schenkius. Cependant vous prétendez qu'ils doivent être comptés; & pourquoi? Parcequ'ils ont pour eux l'expérience; ce que vous répétez impitoyablement à l'article de chaque auteur. Mais quelle est donc cette expérience? Ce n'est pas la leur, puisqu'ils ne rapportent aucun fait qu'ils aient observé, & que c'est toujours sur l'expérience d'autrui qu'ils se fondent.

Passons à la seconde classe, où j'ai compris les auteurs dont l'opinion est neutre ou indéterminée. Après avoir déclaré que vous vous bornerez à parler des auteurs que vous avez cités, vous débutez (apparemment pour prouver votre exactitude à tenir parole) par Sylvius Déléboé & Zuingerus, dont vous n'aviez fait auparavant aucune mention.

Le premier dit, qu'au-delà du neuvième mois on a vu plusieurs enfans, non-seulement vivans, mais viables. Je l'ai regardé comme neutre, fondé sur ce qu'il n'a rien dit de précis sur le plus long terme de la grossesse: ce qui vous donne occaſion de me demander, *pourquoi je veux qu'il faſſe ce que la nature n'a pas fait?* Mais ne voyez vous pas qu'en me demandant cela vous tombez dans ce qu'on appelle une pétition de principe, & que vous mettez en fait ce qui eſt en queſtion?

Pour Zuingerus, il dit que le terme peut s'étendre juſqu'au onzième & douzième mois, pourvu qu'il n'y ait pas d'erreur de calcul: condition que je regarde comme abſolument illuſoire, puiſqu'en fait de parts retardés il y a toujours impoſſibilité morale de prouver qu'il n'y ait pas d'erreur de calcul, & qu'elle ſe rencontre toujours, ſoit réelle, ſoit ſimulée.

Blancard s'exprime exactement comme Sylvius Déléboé: par conſéquent même réponſe qu'à l'article de ce dernier.

Monſieur Le Bas, dont l'écrit eſt le fil qui dirige vos jugemens, a cité Weſlingius. Il ne vous en a pas fallu davantage pour en faire un protecteur des longues groſſeſſes, & cela ſans daigner ſeulement ouvrir ſon livre. Je vous ai démontré qu'il ne dit pas un ſeul mot, non, pas un ſeul mot, qui ait le plus léger rapport à cette matière. On ferme la bouche ordinairement, quand on ſe trouve pris ſur le fait, & ſerré de ſi près. Plutôt que de prendre ce ſage parti, vous avez aujourd'hui la hardieſſe d'aſſurer que l'on trouve dans Weſlingius les paroles ſuivantes . . . *Les enfans viennent vivans à ſept, huit, neuf, dix & onze mois.* . . . Puis l'ineptie d'ajouter tout de ſuite, *je conviens que quoique ces paroles ſe trouvent dans le livre de Weſlingius, elles ſont de Blaſius ſon commentateur.*

Mais n'eſpérez pas encore m'échapper à la faveur de cette équivoque. Il y a pluſieurs éditions de nos deux auteurs. Dans l'une eſt le texte tout pur & tout ſeul de Weſlingius. Dans l'autre eſt le texte tout pur & tout ſeul de Blaſius ſon commentateur. Dans l'édition que je vous ai citée, Weſlingius & Blaſius ſont réunis, mais non pas pour cela confondus. Weſlingius occupe tout ſeul le grand format, & Blaſius occupe la marge d'en bas. Celui-ci eſt, ſuivant l'uſage des imprimeries, en caractères plus menus que Weſlingius. C'eſt apparemment la réunion de ces deux ouvrages, que, quoiqu'ils ſoient très-diſtincts, vous appellez *le livre de Weſlingius* : & c'eſt dans ce ſens que vous aſſurez que les paroles citées *ſe trouvent dans le livre de Weſlingius*. Mais encore une fois, Monſieur, il valoit beaucoup mieux vous taire que de mettre en œuvre, pour vous diſculper, un pareil ſtratagème. La doctrine des équivoques a paſſé de mode. Il en eſt, croyez-moi, de certains délits littéraires comme d'un vieux édifice, dont il eſt ſouvent imprudent & dangereux d'entreprendre la réparation.

La faculté d'Ingolſtad, par une déciſion du 26 février 1674, déclara légitime un part de douze mois huit jours. J'ai fait obſerver que cet enfant étoit né *conſtante matrimonio*. Cela ne vous a pas rebuté. Vous avez toujours excipé de la déciſion, & vous avez caché la circonſtance où elle fut rendue. Maintenant, pour excuſer cette inexcuſable diſſimulation, vous alléguez *que la circonſtance eſt étrangère à votre objet*, ce que j'aurois tort de ne vous pas accorder, puiſque votre objet eſt de tromper : vous alléguez de plus *que vous vous occupez ſoigneuſement de ſupprimer ce qui n'eſt pas bon à dire* : & vous avez encore raiſon ; puiſque, quand on craint de dire la vérité, on ne peut la cacher avec trop de ſoin. Vous voyez que je vous donne gain de cauſe ſur tous les points. Mais convenez, par reconnoiſſance, qu'il n'y a que vous,

Monſieur, qui puiſſiez prétendre qu'un enfant, préſenté comme le fruit d'une groſſeſſe de douze mois pendant le mariage, puiſſe faire une autorité légitime en faveur des accouchemens tardifs. Quelle foule d'arrêts n'y a-t-il pas dans cette eſpèce? Pour ne pas donner ſans ceſſe matière à des procès éternels entre femme & mari ſur le fait d'adultère, on déclare toujours l'enfant légitime, malgré les doutes que l'on peut avoir de ſa légitimité, à moins que le mari n'adminiſtre les preuves les plus convaincantes, qu'il eſt phyſiquement impoſſible qu'il en ſoit le père.

Au ſujet de Monſieur Wanſwieten vous commencez par nier que vous lui ayez attribué de protéger les longues groſſeſſes; &, pour rendre cette dénégation un peu moins équivoque, vous l'aſſaiſonnez d'un démenti, figure de rhétorique, aux charmes de laquelle vous avez rarement la vertu de réſiſter. *Il n'y a rien au monde de plus faux*, dites-vous; *je dis ſeulement que, ſans ſe décider d'une manière bien préciſe, il laiſſe entrevoir qu'il incline à admettre la réalité de ces ſortes de groſſeſſes.* Mais ſi de votre aveu, *il ne ſe décide pas d'une manière bien préciſe*, il ſe décide donc d'une manière quelconque. Et, *s'il incline à admettre les longues groſſeſſes*, comme vous le dites, j'ai donc eu raiſon d'avancer que, ſelon vous, il les favoriſe. Car il ne s'agit point ici du plus ou du moins: il s'agit du fait en ſoi. Quelque médiocre que vous puiſſiez ſuppoſer ce degré de protection accordé par M. Wanſwieten aux accouchemens tardifs, il exiſte: je ne dis pas dans la réalité (c'eſt un point à diſcuter à part) mais au moins dans l'idée que vous avez donnée de l'opinion de l'auteur, & c'eſt tout ce que j'étois obligé de prouver. Cependant, pouvant vous faire une ſatisfaction plus complette, je ne veux point m'exposer au reproche de vous avoir manqué au besoin. Il faut bien que vous ayez regardé Monsieur Wanswieten comme fauteur des longues grossesses, puisqu'à la page 264 vous lui donnez ce titre sans aucune reserve, en le comprenant dans une liste de quinze auteurs que vous présentez comme les plus ardens défenseurs de votre opinion : &, à la page 282, sous ce titre NOMS DES AUTEURS FAVORABLES AUX LONGUES GROSSESSES, vous en nommez quarante-huit, parmi lesquels vous renfermez encore Monsieur Wanswieten. Vous reste-t-il maintenant d'autre ressource que d'oser me rendre le démenti formel que vous donne votre propre écrit ? Voilà, ce me semble, la question de fait bien complettement décidée à mon avantage. Reste à discuter celle de droit, sçavoir, si vous êtes aussi fondé à donner M. Wanswieten pour partisan des longues grossesses, que je le suis à le regarder comme un auteur neutre.

Il rapporte, dites-vous, *le passage d'Aulugelle & l'histoire de la femme de Jouarre ; & voici comme il finit cet article.*

Par ce qui a été dit ci-dessus, il est certain que le terme de la grossesse est variable non-seulement dans les différentes femmes, mais aussi dans les mêmes individus.

Vous êtes fort exact à rapporter les termes de cette conclusion. Que ne l'êtes-vous de même dans la manière de la placer ! Elle n'est point, comme vous la mettez, immédiatement après l'histoire de la grossesse de trente-cinq mois de la femme de Jouarre & du passage d'Aulugelle. Mais il y a, entre le récit de ces histoires & la conclusion, une grande page employée toute entière à des objets très-différens des longues grossesses, ou, pour mieux dire, tout-à-fait opposés. L'auteur y parle des parts de 5, de 6, de 7 & huit mois, & cite, sur tous ces points, plusieurs observations. Ce n'est qu'à la suite de ces observations qu'il conclut que le terme de la grossesse est variable ; ensorte que la conclusion est plutôt relative aux parts avancés, qu'à ceux que l'on suppose retardés. Ce qu'il y a au reste de plus certain, c'est que M. Wanswieten avoue que le terme de la grossesse varie, mais sans indiquer s'il entend que cette variation s'observe avant, ou après le terme de neuf mois. Peut-on donc le soupçonner seulement d'adopter la doctrine des grossesses prolongées, & le regarder autrement que comme neutre, sur-tout lorsqu'il n'articule point de combien de tems le terme de la grossesse peut varier ?

Monsieur Senac dit, *que le tems marqué par la nature est celui qui s'écoule depuis sept jusqu'à onze mois.* Ces mots ne spécifiant pas si c'est le onzième mois révolu ou commençant qu'il faut entendre, j'avois écarté son autorité comme indéterminée. Ma conduite en cela vous révolte. Vous soutenez qu'on ne peut rien desirer de plus précis que ce texte : & que *qui dit jusqu'à onze mois ne peut entendre que onze mois révolus.* De-là, non sans une nouvelle bordée d'invectives, vous me taxez *d'avoir infidèlement supprimé* les paroles qui suivent immédiatement celles que je viens de citer de Monsieur Senac, & que voici : *Il est évident par une suite d'observations que les femmes accouchent dans tous les tems de cet intervale* (du septième au onzième) *même à la fin du dixième mois.* Ces dernières paroles, Monsieur, auroient été écrites exprès, qu'elles ne pourroient être ni plus désavantageuses à votre critique, ni plus favorables qu'elles le sont à mon sentiment. Elles prouvent que Monsieur Senac lui-même n'a pas trouvé le sens de sa première phrase assez net, & il est visible qu'elles n'en sont que l'explication. Elles prouvent qu'il donne la fin du dixième mois pour le plus long terme de la grossesse, & servent par conséquent à faire disparoître l'ambiguité que je reprochois avec raison à la première phrase, & dont vous vous efforciez de la défendre avec opiniâtreté. Elles prouvent encore qu'il ne tenoit qu'à moi de ranger Monsieur Senac de mon côté, puisque j'adopte l'opinion de ceux qui bornent, comme lui, le terme de la grossesse à dix mois révolus. Cela n'empêchera point qu'il ne me reste toujours le tort d'avoir supprimé la dernière phrase qui éclaircit si bien l'obscurité de la première. Mais, si je ne l'eusse pas supprimée, j'aurois eu Monsieur Senac de mon côté, & c'est ce que j'ai voulu éviter. J'ai mieux aimé le placer au rang de ceux qui me sont indifférens. Ainsi, si j'ai commis une infidélité, il vous convient moins qu'à personne de me la reprocher, puisqu'elle est à mon désavantage & non au vôtre. Il est permis, je pense, de disposer comme on veut de ses propres droits, pourvu qu'on ne touche pas à ceux d'autrui. Je me suis cru assez riche en autorités pour pouvoir me passer de celle de Monsieur Senac.

Toutes vos chicanes se terminent par un éloge aussi flatteur que mal construit de ses ouvrages & de ses talens. *L'excellence de ses ouvrages*, dites-vous, *voilà la raison de mon estime & de mon respect pour lui ;* puis vous en restez là, sans plus parler de ses vertus que si vous ne lui en connoissiez aucunes. L'éloge fini vous me demandez, *au cas que j'aye des raisons de penser autrement que vous sur son compte, qui peut m'empêcher de les mettre au jour ?* Que puis-je voir dans cette espèce de

défi,

défi, si ce n'est un piège très-adroit par lequel vous espérez m'engager à quelque indiscrétion propre à m'éloigner de ses bonnes graces, que vous vous montrez aussi empressé d'obtenir que je m'avoue incapable de les mériter ? Adresse vos défis à d'autres. Je passe à l'article de Manningham.[z]

Il s'exprime positivement comme M. Senac, & dit *que la grossesse peut s'étendre depuis sept jusqu'à onze mois*, mais sans rien ajouter de plus. Ainsi il reste toujours douteux s'il entend le onzième mois commençant, ou révolu. Je suis donc bien fondé à le regarder comme indéterminé. *Mais quand Manningham*, m'objectez-vous, *en parlant du part précoce, a écrit sept mois, on doit entendre sept mois révolus, PERSONNE N'AYANT JAMAIS PRÉTENDU QUE L'ENFANT FUT VIABLE A SIX MOIS QUELQUES JOURS, ET QUE CE FUT UN TERME NATUREL : & que s'il dit simplement sept mois pour faire entendre sept mois révolus, il est naturel de penser qu'en écrivant onze mois, il entend parler d'onze mois révolus.*

Ne voyez-vous pas que la parité que vous voulez établir, ne sçauroit jamais avoir lieu entre l'expression relative au part de sept mois & celle qui regarde celui de onze ? puisqu'il n'est point vrai, comme vous le prétendez, que, quand on parle d'un part de sept mois, on doive entendre sept mois bien complets. Il suffit, Monsieur *l'ancien professeur*, qu'un enfant naisse après six mois & quelques jours de mariage, pour qu'il soit déclaré légitime par beaucoup de tribunaux, & viable par beaucoup plus encore de médecins & de médico-légistes. Sans la violente antipathie que vous montrez pour l'érudition dont vous me reprochez sans cesse l'étalage, je vous accablerois sous le poids des autorités tant physiques que légales qui établissent ce point de doctrine : & je vous prouverois qu'il n'est point vrai QU'AUCUN AUTEUR N'AIT PRÉTENDU QUE L'ENFANT FUT VIABLE AU TERME DE SIX MOIS QUELQUES JOURS. Je vous nommerois vingt auteurs qui citent des exemples d'enfans viables plutôt au-dessous qu'au-dessus de six mois. Cependant, afin de ne pas vous écraser sous le poids de tant d'autorités accumulées, je me bornerai, pour vous fermer la bouche, au passage suivant fidèlement extrait d'un ouvrage qu'en termes non-équivoques vous avez honoré du sceau de votre approbation.

Nous dirons même en passant qu'il est arrivé que quelques-uns de ceux QUI SONT VENUS A SIX MOIS ONT VÉCU. *Il est vrai qu'on ne leur a conservé la vie qu'à force de soins & d'attention.* MAIS ENFIN ILS ONT VÉCU, *& leur exemple prouve* INCONTESTABLEMENT (car l'auteur est au moins aussi affirmatif de son côté que vous êtes négatif du votre) *qu'il est possible à la rigueur qu'un enfant de six mois ait acquis dans cet espace de tems la force nécessaire pour résister à l'action des agens extérieurs, & vivre de sa propre vie.*

N'êtes-vous pas maintenant convaincu, Monsieur, ou plutôt n'êtes-vous pas stupéfait d'éprouver, sans vous y attendre, une contradiction si sèche & si cuisante ? Mais à quel point ne doivent pas augmenter votre étonnement & votre humiliation, si je vous fais confidence que ce morceau est de Monsieur Petit, oui : de Monsieur Petit dit *l'anatomiste par excellence, l'ancien professeur de chirurgie & de l'art des accouchemens.* Il se trouve à la page 9e de la première édition de votre consultation, & en outre, *ne varietur* apparemment, à la page 15e de la ſeconde. Ce que j'en dis, en vérité, quoique très-difficile à croire, n'eſt pas pour plaiſanter; auſſi bien n'aimez-vous pas que l'on plaiſante. Jettez ſeulement un coup d'œil ſur cet ouvrage que probablement vous n'avez point encore lu, ou dont, à l'exemple du public, vous n'avez pu ſoutenir la lecture juſqu'au bout. Il n'eſt pas devenu ſi rare que vous ne puiſſiez vous en procurer des exemplaires à un prix fort au-deſſous du plus modique.

Paſſons à la claſſe des autorités que j'ai rangées ſous le titre de *faits reprochables par eux-même*.

Monſieur Lieutaud fait l'ouverture de cette claſſe. Il dit, dans ſon précis de la médecine, *que l'accouchement peut être retardé juſqu'au douzième & même au ſeizième mois*. Mais, dans une ſeconde édition du même ouvrage, il ſe rétracte nettement, en diſant *qu'il abandonne cette opinion au jugement des auteurs*. Par conſéquent il eſt devenu neutre. Il ne vous reſtoit donc ſur cet objet aucune matière à diſputer, ce qui fait rarement pour vous une raiſon de vous taire. Mais, ne pouvant trouver de priſe ſur le fond, vous vous accrochez à la forme, & répétez à cet article, ainſi qu'à tous les autres de la même claſſe, que c'eſt ſans fondement que je qualifie chacun *de fait reprochable par lui-même. Le texte de Monſieur Lieutaud*, dites-vous, *expoſe une opinion & non pas un fait*. Mais cette opinion, Monſieur, ſuppoſe des faits qui ſont, ſi je ne me trompe, les groſſeſſes de douze & de ſeize mois dont il parle, & par cela ſeul mon titre eſt pleinement juſtifié.

Autre mauvaiſe querelle que vous me faites. On lit dans ma conſultation une phraſe où répétant vos paroles, j'ai écrit ... *Monſieur Lieutaud ſçavant médecin*, dit-on, *& habile anatomiſte &c.*

Sur cela vous m'objectez (jusqu'où ne vous emporte pas la passion de la chicane!) que *ce dit-on semble insinuer que je ne suis pas bien persuadé que M. Lieutaud mérite ces titres : mais que rien ne sçauroit plus m'empêcher de l'avouer.* Il faut que le goût de tourner tout à mal vous domine étrangement, pour vous pousser à me faire des difficultés si extraordinaires. Est-il possible que vous n'ayez point apperçu une chose qui saute aux yeux de chacun, sçavoir que l'effet de ce *dit-on*, qui vous choque si fort, est d'attribuer à tout le monde un éloge qui n'est émané que de vous seul, & de généraliser, à l'avantage de Monsieur Lieutaud, le suffrage d'un particulier tel que vous?

L'histoire de la grossesse de vingt-deux mois, rapportée par Panthot médecin de Lyon, n'étant soutenue d'aucune preuve, m'a paru digne d'être mise, comme beaucoup d'autres, au rang des fables. Pour vous, Monsieur, vous la soutenez vraie, 1° *parceque la femme*, dit cette histoire, *sentit au neuvième, onzième, treizième, quinzième & dix-huitième mois les douleurs de l'enfantement.* 2° *Parceque les médecins de Lyon furent invités au lieu* de la scène. 3° *Parceque l'historien nous a conservé le nom de* l'héroïne de la pièce *qui s'appelloit Catherine Crépieu.* Voilà, j'en conviens, trois raisons de la plus grande force : aussi vous promets-je de m'y rendre, quand vous m'aurez prouvé que, lors du premier accès de douleurs, la grossesse avoit déjà neuf mois ; en second lieu, quand vous m'aurez démontré (ce qui vous sera d'autant plus aisé que vous faites profession de démontrer) que les médecins, qui furent témoins de l'enfantement, l'avoient été aussi de l'instant de la conception. Alors (peut-on se preter avec plus de complaisance à vos desirs?) je m'engage à n'avoir plus aucun doute, dès que vous m'assurez que l'accouchée *s'appelloit Catherine Crépieu.*

Monsieur Bertin a parlé d'une dame, qu'il disoit connoître pour avoir porté un enfant dix-huit mois. Mais, pour prouver le fait, il ne nous donne pas les mêmes facilités que Panthot, puisqu'il a la discrétion de taire le nom de la dame, n'oubliant cependant pas de donner des nouvelles de sa santé, de celle du mari, des enfans, en un mot, de toute la chère famille anonyme. Je lui ai objecté, qu'en changeant les singuliers en pluriers dans la traduction qu'il a faite du passage d'Aulugelle, il a trouvé le moyen de multiplier un fait unique, & de travestir en loi générale un jugement particulier. Ce procédé ne m'avoit pas inspiré une foi bien ardente pour la grossesse de dix-huit mois qu'il atteste. Mais cela ne vous semble pas suffisant pour fonder ma défiance. Vous avez apparemment de bonnes raisons pour penser ainsi: je ne crois pourtant pas en avoir de mauvaises pour penser autrement. Quand on se donne la licence d'altérer, comme l'a fait M. Bertin, un texte bien net & bien précis, croyez-vous que l'on sera d'humeur à se gêner beaucoup, en faisant le récit d'une aventure qui s'est passée dans les ténébres?

Monsieur Le Bas que vous suivez à la piste (je dirois comme un barbet, si les comparaisons ignobles ne vous déplaisoient pas) a dit, qu'Hoffman fait mention d'une décision d'avocats qui déclarérent légitime un enfant supposé né après quatorze mois de grossesse. Vous trouvez mauvais que je regarde comme incompétente une telle décision, sur laquelle il n'intervint ni arrêt, ni même de sentence. *Les juges se décident souvent d'après le sentiment des jurisconsultes*: Oui, Monsieur, sur les matières qui sont purement de jurisprudence ; mais sur celles qui y sont étrangères, ils s'en rapportent à dire d'experts. Comment avez-vous si tôt oublié que, sur la question que nous traitons, vous souteniez *que les juges ne s'étoient déterminés que d'après l'avis des médecins, & qu'ils doivent toujours se comporter ainsi, les médecins étant les seules personnes dont ils puissent tirer des lumières ?* C'est ainsi que vous changez, je ne dis pas d'opinion, mais de langage, suivant les circonstances. Quand je vous oppose que les loix ont fixé le terme de la grossesse à dix mois, vous prétendez que c'est aux médecins à décider: &, quand vous me présentez des grossesses de quatorze mois, vous trouvez que, pour en établir la réalité, une simple délibération d'avocats suffit. Tantôt oiseau, & tantôt chauve-souris, vous changez de vêtement selon que votre commodité l'exige. Il est cependant très-certain que le sentiment de quelques avocats ne peut, dans le cas présent, faire une autorité suffisante.

De deux décrets de la faculté de Leipsick, donnés à près de huit ans l'un de l'autre, l'un exclut un posthume de dix mois neuf jours, & l'autre en admet un d'un an douze jours. Le premier posthume se trouve en-deça des bornes prescrites par un grand nombre de médecins & de médico-légistes, pendant que le second les excède de deux mois. C'est là le cas, ce me semble, ou jamais, de s'écrier....

Dat veniam corvis, vexat censura columbas.

J'ai trouvé révoltant le contraste que forment ces deux décrets : & vous croyez que, sans rien énoncer des termes où ils sont conçus, ni entrer dans aucune discussion, vous en serez quitte pour traiter *d'arguties* la critique que j'en ai faite, & me dire *que mes observations sont les ressources ordinaires des petits esprits & des tracassiers qu'on méprise aujourd'hui parmi les gens d'affaires.*

Je me tiens bien pour insulté, mais non pas pour satisfait de cette réponse. Tâchez, Monsieur, d'en faire qui soient dignes d'un homme qui ne manque de sens, ni d'éducation. Voici mes difficultés.

Le premier décret porte .... *Nous concluons sans hésiter que le terme de trois cens neuf jours excède de beaucoup celui d'une grossesse légitime ; & que par conséquent le part ne doit nullement être admis à succéder.*

Le second décret est ainsi conçu .... *Ce n'est pas sans raison que nous le mettons* (le part de douze mois treize jours) *au nombre de ces parts que l'on voit rarement, & contre l'ordre de la nature.*

J'avois fait observer que le premier de ces deux décrets porte le caractère de la franchise, de la liberté, & même de la sévérité : au lieu que le second est énoncé dans des termes qui ne marquent que trop l'embaras & la contrainte. *Si les deux posthumes*, ai-je dit, *étoient de même terme & dans des circonstances semblables, on seroit sans doute revolté de voir accorder la légitimité à l'un, pendant qu'on la refuseroit à l'autre. Mais de quelle manière ne doit-on pas être affecté, quand celui de dix mois neuf jours est condamné par la même compagnie qui absout celui de douze mois treize jours ? & cela malgré la mort subite du mari de celle qui requiert la décision ;* circonstance qui donne entrée aux plus noirs soupçons, que je vous avois mise devant les yeux, & dont vous n'avez pas fait la moindre mention non plus que de tout le reste, dans la crainte sans doute de ne pouvoir répondre à de si fortes objections. Le contraste choquant de ces deux décrets permet-il à tout juge honnête & impartial de retenir son indignation, & suis-je si répréhensible d'avoir dit *que la faculté de Leipsick avoit vraisemblablement eu la foiblesse de menager ou de craindre la puissance de la veuve qui étoit l'objet de la coupable indulgence de cette compagnie;* pendant qu'Amman, que je vous ai cité, n'hésite pas de dire *qu'un tel jugement ne peut être que l'ouvrage de la subornation?* Qu'opposez-vous à des argumens si pressans? des lieux communs, des mots vuides de sens & d'énergie qui ne peuvent recevoir ici aucune application.

Le second décret, c'est vous qui parlez, *est censé renfermer le vœu des opinans. Depuis que le premier fut rendu, ils avoient mieux étudié la matière, mieux connu les vrais principes, & en conséquence abandonné les principes sur lesquels ils l'avoient rendu. Les sages sçavent avouer leurs fautes. Leur dernier décret annulle le premier. C'est le dernier qui subsiste qui mérite d'être admis. Il n'y a ici de faute bien grave que celle que vous commettez en inculpant une compagnie entière d'honnêtes gens; rien de reprochable que les soupçons auxquels vous vous livrez; rien de blâmable & de malhonnête, que le ton avec lequel vous discutez ce point.*

A la confiance avec laquelle vous interprétez les intentions & les motifs de médecins morts depuis un siècle, ne diroit on pas que vous étiez présent à leurs délibérations, & qu'ils vous ont découvert leurs plus secretes pensées? Mais, dans tout ce que vous dites, y a-t-il un seul mot qui tende à les disculper, & la sortie malhonnête que vous faites sur moi a-t-elle seulement le prétexte le plus léger? Etes-vous plus équitable ou plus sensé, quand vous me reprochez de vous avoir fait dire que *les médecins de Leipsik étoient de malhonnêtes gens*, ca-

pables de trahir leur honneur, de prévariquer, de commettre un crime puniſſable ? Il faut qu'à ce propos je devienne encore le plaſtron d'un nouveau débordement de votre colère, qui tient plutôt de la phrénéſie que du ſimple délire.

Vous qui voulez que je cite votre texte, pourquoi ne citez-vous pas le mien? Pourquoi me faites-vous dire que les docteurs de Leipſick étoient des malhonnêtes gens, moi qui dis très-poſitivement qu'il eſt vraiſemblable qu'ils ne l'étoient pas ? Ce n'eſt pas la première fois que je vous trouve en défaut ſur cette fidélité de rendre les textes dont vous vous targuez tant. Si je voulois faire du bruit, ne m'en donnez-vous pas une belle occaſion? Si j'en avois voulu faire précédemment &c. &c.

Vous n'en faites que trop : & ce qui eſt encore pis, ſans en avoir le moindre ſujet. Perſonne n'a pu lire toute cette cholérique tirade, ſans me croire au moins coupable envers vous d'une calomnie inſigne. Mais, ſi l'on veut ſeulement jetter les yeux ſur la page 44e de ma conſultation, l'on demeurera auſſi convaincu de votre injuſtice, ou, ſi vous l'aimez mieux, de votre étourderie que de mon innocence. On y trouvera ces paroles... *Les docteurs de cette faculté*, dit Monſieur Petit, *étoient-ils donc de malhonnêtes gens, capables de trahir leur honneur, de prévariquer, de commettre un crime puniſſable?* On verra que le ſeul, l'unique changement que j'aie fait à vos paroles, conſiſte dans l'addition du pronom *ils*, dont l'effet eſt de convertir en interrogante une phraſe qui étoit poſitive; ce qui, loin d'altérer & d'affoiblir votre diſcours, ne fait que lui donner plus d'énergie. Heureuſement pour vous, l'averſion que vous m'avez témoigné avoir pour les comparaiſons ignobles me revient à l'eſprit. C'eſt par ménagement pour ce foible dont vous faites l'aveu que je m'abſtiens de vous appliquer le proverbe ſi connu dont on ſe ſert contre les ingrats hargneux, qu'on ne ſçauroit obliger ſans qu'ils ſe mettent de mauvaiſe humeur.

Bodin rapporte, qu'un préſident du Parlement de Rouen fit inſcrire ſur les regîtres l'hiſtoire d'une groſſeſſe de dix-huit mois, atteſtée par des ſages-femmes & des médecins. Pour donner à ce fait plus d'autenticité & de vraiſemblance, il ajoute que les femmes accouchent de grenouilles & de ſerpens. C'eſt en convenant de l'abſurdité de ce conte que vous me demandez *en quoi il contredit la groſſeſſe de dix-huit mois.* Suppoſons, dites-vous, *que Bodin ait ajouté foi à des choſes plus ridicules encore : cela empêcheroit-il qu'un préſident de Rouen n'ait fait mettre ſur les regîtres le fait énoncé, & que ce fait n'ait été atteſté par les ſages-femmes & les médecins ?* Il me ſuffit que vous tombiez d'accord, que le fait concernant les grenouilles & les ſerpens eſt ridicule. S'il eſt tel, Bodin ne peut l'avoir donné pour vrai qu'à titre d'inſenſé ou d'impoſteur. Choiſiſſez de vous en rapporter à lui, ſur la groſſeſſe de dix-huit mois, ſous celui de ces deux titres qui vous paroîtra le plus ſéduiſant. Ajoutez que Bodin eſt le ſeul auteur qui faſſe mention de cette ſingulière groſſeſſe : & qu'il ſeroit bien extraordinaire qu'un préſident, ſans le concours & l'aveu de ſa compagnie, fit inſcrire quoi que ce ſoit ſur des regîtres. Enfin, ſuppoſé même que cette inſcription ait jamais eu lieu, le Parlement de Rouen n'a pu l'ignorer. Il ne paroît cependant pas qu'il en ait été fort touché, puiſque, par arrêt du 10 aouſt 1632, poſtérieur à Bodin de plus d'un ſiècle, il rejetta comme illégitime un poſthume de dix mois quatre jours.

Un autre poſthume de près de douze mois eſt

déclaré légitime par la faculté de Halles, sous prétexte que la mère & l'enfant étoient malades. J'ai infirmé ces raisons, en prouvant qu'aucune maladie de la mère, ni de l'enfant, ne peut prolonger la grossesse, & que toutes, sans exception, tendent toujours à l'avancer. Il est vrai que vous avez voulu établir le point de doctrine contraire, mais sans aucune preuve suffisante. Plutôt que de recommencer ici une discussion qui me conduiroit trop loin, je laisserai juger le lecteur équitable, lequel de nous deux a allégué les meilleures raisons.

La Motte rapporte, que le 18 novembre 1702 il accoucha une femme dont le mari s'étoit absenté le 25 janvier pour un voyage de quatre mois. Elle eût du, pour être juste au terme ordinaire, accoucher dès le 25 octobre, en supposant qu'elle n'eût conçu que le jour du départ de son mari. Par conséquent elle excéda de vingt-trois jours les neuf mois. *Mais elle étoit si sure*, dit La Motte, *d'être grosse de plus longtems*, *qu'elle m'invita à venir dès le commencement du mois d'octobre*. Or La Motte regarde cette invitation comme une preuve indubitable de la durée extraordinaire de la grossesse : comme si, ai-je dit, l'absence du mari n'avoit pas pu donner à la femme une plus grande facilité de lui être infidèle ; & comme si encore l'invitation qu'elle avoit faite à La Motte de la venir accoucher dès le mois d'octobre, n'avoit pas pu être un piège adroit tendu tout à la fois à la simplicité de l'accoucheur, & à celle du mari. La Motte, on ne peut en disconvenir, par la foi qu'il ajoute légèrement à cette histoire, rend son discernement plus que suspect sur les deux autres faits de même nature qu'il raconte. Il faut bien que ces réflexions vous aient semblé justes, puisque vous y répondez d'abord par des injures, *more so-*

lito, puis par le ridicule reproche que vous me faites de soupçonner la conduite d'une femme ; comme si les considérations morales pouvoient jamais être d'aucun poids dans des matières de physique.

Après l'article de La Motte, vient celui qui concerne Bartholin, & *dans lequel brille*, dites-vous, *le beau talent que vous me supposez de pointiller sur des minuties.* J'étois, par pitié pour vous, résolu de ne plus parler sur ce sujet si propre à vous couvrir de confusion. Mais, puisque vous osez en m'insultant retoucher ce point délicat, je me tiens pour très-légitimement dispensé d'user envers vous d'aucun ménagement.

Je vous avois bien clairement convaincu d'avoir défiguré le récit de Bartholin sur une prétendue grossesse de seize mois, & de l'avoir falsifié au point de faire dire à cet auteur le contraire de ce qu'il dit. C'est en vain que, pour pallier cette falsification, & la rendre moins révoltante, vous en retranchez aujourd'hui les paroles qui la caractérisent le plus. Je commencerai par vous les remettre sous les yeux, en les distinguant du reste de manière qu'elles ne puissent échapper.

Faut-il être grand physicien, aviez-vous dit, dans votre consultation, *pour prononcer qu'une fille qui se dit grosse, & qu'on enferme par ordre d'un magistrat dans une maison de force, qui* y est gardée à vue, *ET QUI N'A DE COMMUNICATION AVEC AUCUNE PERSONNE D'UN SEXE DIFFÉRENT DU SIEN, si elle accouche au bout de seize mois de captivité, c'est uniquement parce que son accouchement a été retardé de sept mois ?* En comparant à cette version le texte de Bartholin, je vous avois démontré qu'il parle, non d'une *jeune fille*, mais d'une *prostituée* : non d'une *maison de force*, mais d'une *priſon ;* qu'il n'a pas ſeulement penſé à dire que la fille publique dont il s'agit, *eût été gardée à vue* pendant ſa détention, bien loin d'aſſurer comme vous le lui faites faire, *QU'ELLE N'AVOIT EU DE COMMUNICATION AVEC AUCUNE PERSONNE D'UN SEXE DIFFÉRENT DU SIEN*, que ce que vous appellez *un enfant*, il l'appelle *un embryon ;* que cet *embryon étoit foible, & que ſa tête ſurpaſſoit à peine la groſſeur d'une noix ;* circonſtances dont vous vous gardez bien de dire un ſeul mot : & qu'enfin (ce que vous trouvez encore excellent à ſupprimer) Bartholin eſt ſi éloigné de donner pour réelle la prétendue groſſeſſe de ſeize mois, qu'il laiſſe le choix au lecteur de croire, *ou que la fille s'eſt trompée dans ſon calcul, ou que depuis ſa détention elle étoit devenue enceinte, poſtérieurement à ſa déclaration de groſſeſſe.* Jugez-vous donc vous-même, & dites-moi s'il eſt permis de maſquer & de corrompre la vérité à cet excès dans l'affaire la plus importante ? Traiterez-vous encore ces falſifications de *minuties*, & les obſervations que je prens la liberté de vous faire de *pointilleries ?* Car il faut répondre, Monſieur ; la groſſeſſe de ſeize mois, dans le récit de Bartholin, eſt abſolument incroyable & préſentée comme telle ; au lieu que dans le vôtre elle eſt indubitable & donnée comme une vérité très-impoſante. N'étoit-ce pas dans cette occaſion vous traiter avec bien de l'indulgence, que de vous ſouhaiter, comme je me ſuis contenté de le faire, un peu plus *de goût pour la vérité, & d'averſion pour les amplifications & les réticences ?* Pour toute réponſe à ce charitable ſouhait, vous me demandez mauſſadement aujourd'hui *ſi l'on a jamais entendu parler de pareilles pauvretés ?* Ce ne ſont pas mes obſervations, Monſieur, mais les réponſes que vous y faites, qui ſont de véritables *pauvretés.* Quoi de plus pauvre en effet que de me dire que ſi vous avez rendu le mot de Bartholin *meretricula* par celui de *jeune fille, c'eſt que la bienſéance ne vous a pas permis de le traduire littéralement?* Sçavez-vous ce qu'on eſt en droit de conclure d'une ſi pitoyable défaite? Qu'il n'y a que les termes obſcènes qui vous ſoient connus & familiers. Pour moi je tire encore une autre conſéquence de votre aveu, ſçavoir, qu'il faut que vous ayez lu l'article de Bartholin, puiſque vous convenez avoir échoué dans l'entrepriſe de le traduire. Il ſuit de-là que vous avez falſifié ſon texte de deſſein prémédité, & non ſur la foi de M. Le Bas, dont, par-tout ailleurs, ſans autre examen, vous avez copié ſervilement les bévues. Je confeſſe ici que, longtems incertain ſi je vous taxerois d'avoir péché par une confiance trop aveugle dans ſon écrit, ou ſciemment & avec pleine connoiſſance de cauſe, j'avois incliné pour ce dernier parti, ſans être abſolument ſur que je fiſſe bien. Mais l'aveu que vous faites ne me laiſſe plus lieu de douter que j'ai bien choiſi. Que ne vous dois-je point d'avoir ainſi diſſipé mes ſcrupules, & allégé ma conſcience?

Après des inexactitudes auſſi réfléchies & auſſi repréhenſibles que les vôtres, vous convient-il, lorſque je vous reproche d'avoir cité Bartholin comme *garant* de la vérité de la groſſeſſe de ſeize mois, de me nier que vous l'ayez fait, & de me défier de trouver un mot dans votre conſultation qui puiſſe faire penſer cela. Seroit-ce donc parceque le mot *garant* ne s'y trouve pas? Mais ne ſuffit-il pas que vous ayez nommé Bartholin parmi un certain nombre d'auteurs dont vous prétendez que les écrits prouvent & *démontrent inconteſtablement la réalité des accouchemens tardifs?* Vous avez si bien rangé l'histoire de Bartholin au nombre des faits les plus probants, que vous en parlez avec une affectation particulière en trois endroits (page 40, 42 & 47) de votre consultation.

Vous vous offensez encore (& de quoi ne s'offense-t-on pas quand on a tort?) d'une chose qui ne devoit pas faire sur vous cette impression. Les soupçons, que j'élève sur la bonne foi de la chaste prisonnière, & sur la sincérité de sa déclaration, vous chagrinent & vont même jusqu'à vous scandaliser. Le chevalier de La Manche n'y feroit œuvre, & ne se montreroit pas plus ardent à défendre l'honneur de la dame. *Le peu de morale que je sçais*, dites-vous, *ne m'a pas appris à former si aisément des soupçons, & encore moins à m'y livrer, quand ils n'ont pas plus d'apparence que ceux-ci.* Quelle délicatesse de conscience que celle qui craint de deshonorer, par de téméraires soupçons, une fille de prostitution!

Bayle, médecin de Toulouse, fait mention d'une prétendue grossesse de dix-huit mois, au neuvième de laquelle il se fit une hernie de matrice par le nombril, ce qui, selon lui, fut cause du prolongement de cette grossesse. J'ai pensé, & vous avez pensé de même, que cette hernie supposée étoit impossible. Pourquoi donc veut-on, ai-je dit, que je croie que Bayle ne se soit pas trompé sur le fait principal qui est la grossesse de dix-huit mois, puisqu'il est tombé dans une erreur grossière sur la cause imaginaire à laquelle il l'attribue? *On attribue*, repliquez-vous, *la formation des monstres à l'imagination de la mère. Doute-t-on pour cela de l'existence des monstres?* Voilà la seconde fois que vous voulez établir une parité entre les monstres & les longues grossesses. Mais elle ne peut avoir lieu que quand les longues grossesses seront aussi avérées que le sont les productions monstrueuses; & la démonstration de ce fait, loin d'avoir fait du progrès depuis votre consultation, n'en paroît que plus éloignée de tendre à sa perfection.

Vous pouviez d'autant mieux vous passer de parler de Thionneau, que vous n'aviez rien à démêler avec lui. Si vous en faites mention, ce n'est que pour vous plaindre de ce qu'à son occasion j'ai eu l'honneur de vous représenter, que *presque* toute votre érudition sur les accouchemens retardés se trouve dans les deux écrits de M. Le Bas: & j'espérois que vous en seriez flatté. Au lieu de me remercier, vous me dites *que mes petites méchancetés inspirent aux personnes sages du dégoût & de l'ennui*; sentimens dont j'augure que vous avez dû prendre la meilleure part en qualité de personnage principal de l'aréopage que vous supposez. Quoi qu'il en soit, je dois convenir que, quand j'ai placé *presque* toute votre érudition dans les écrits de M. Le Bas, ma proposition n'étoit pas tout-à-fait correcte; & que, pour la rendre telle, il en eût fallu retrancher le mot *presque*, que par inadvertence j'y avois mis de trop.

Un médecin de province ayant appris que l'on combattoit à Paris, les uns pour, les autres contre les naissances tardives, se jette au milieu des combattans, & écrit de l'autre bout du royaume, sans que personne l'en prie, que madame sa femme est dans l'usage de porter ses garçons le terme ordinaire, & ses filles dix mois, & même plus. Vous vous faites de cette autorité un argument contre moi. Je répons qu'un mari n'a pas toujours la date précise du tems où sa femme conçoit, & que le médecin de province pourroit bien avoir été trompé comme tant d'autres. Faute de réponse solide à cette solide objection, *un fait important*, dites-vous, *n'est-il pas bien argué de faux au moyen d'une plaisanterie aussi décente & aussi bien placée?* En vérité, Monsieur, il nous suffit d'être en colère pour croire que ceux qui nous parlent, quoiqu'ils le fassent sérieusement, veulent se mocquer de nous. Franchement, vous avez des manières qui impatientent. Dites-moi donc au moins ce que vous trouvez dans mon discours *d'indécent* ou *de déplacé?* Dites-moi où vous voyez le mot pour rire? Car, tant que vous ne vous serez pas expliqué, je ne changerai point de sentiment, & je conseillerai toujours à tout homme qui fera, dans son ménage, des observations sur les naissances tardives, de les prendre en patience, & de se bien garder de les divulguer, sur-tout lorsque personne ne lui demande son avis.

Un autre fait d'accouchement tardif est annoncé par une sage-femme de Nevers, madame Reffatin. Elle raconte que la nommée Renauld grosse deux fois consécutivement, & cela, sans aucune circonstance extraordinaire, le devient une troisième: que, quatre mois & demi après le 20 février, elle sent remuer son enfant, & n'accouche cependant que le 17 janvier suivant, ce qui suppose une grossesse de près de onze mois. *Il étoit tout naturel*, dites-vous, *qu'ayant eu immédiatement avant le 20 février le signe négatif de la grossesse, elle se crût grosse en le voyant disparoître, de même qu'aux deux grossesses précédentes. Ce n'est jusqu'ici*, continuez-vous, *qu'une présomption; mais cette présomption fait place à la certitude, dès que la femme sent remuer son enfant. Cette femme n'étoit pas novice; & sçavoit distinguer les mouvemens d'un enfant de ceux qui auroient procédé d'une autre cause.*

Voilà de ces raisonnemens que l'on peut pardonner à l'accoucheuse madame Reffatin, qui vraisemblablement n'aura pas manqué de les faire. Mais un *ancien professeur de l'art des accouchemens*, qui s'y laisse prendre, ou veut y prendre les autres, est-il digne de la même indulgence? Doit-il ignorer ou dissimuler que telle qui, à des grossesses antérieures, n'a senti le mouvement de ses enfans qu'à quatre mois & demi, & même plus tard, le sent quelquefois dès le troisième mois à une grossesse postérieure? Doit-il ignorer ou dissimuler que souvent la répétition des grossesses aiguise, pour ainsi dire, le sentiment des femmes, & les instruit à sentir de meilleure heure le mouvement de l'enfant aux grossesses suivantes? Doit-il enfin ne pas sçavoir que souvent des femmes, quoique très-expertes, & déja mères de plusieurs enfans, ont cru sentir un mouvement réel d'enfant qui n'étoit qu'imaginaire, & sont restées jusqu'à huit & neuf mois dans l'attente sincère d'un accouchement qui n'est point arrivé? Je vous citerois nombre d'exemples de ces cas. Mais le suivant peut valoir autant que mille. Il est à la page 134e de ma consultation, & extrait mot à mot de la déclaration donnée par la célèbre femme Péquigna injustement accusée, mais non convaincue, par un apôtre des accouchemens tardifs, d'abord d'une grossesse de trente-cinq mois seulement, puis d'une autre de cinq ans. *L'augmentation de mon corps*, (dit cette femme en parlant de la seconde prétendue grossesse) *la cessation de mes règles, avoient fait présumer une seconde grossesse, dans laquelle j'ai longtems cru sentir les mouvemens d'un enfant; mais il est certain que ce n'est que beaucoup d'embonpoint & de graisse.* Elle finit par ne point accoucher. Et puis fiez-vous à ce mouvement d'enfant que dit & croit ſentir une femme préſumée groſſe. N'eſt-il donc pas très-poſſible que, dès le troiſième mois, la femme Renaud ait ſenti remuer ſon enfant, & qu'on l'ait crue groſſe de quatre mois & demi, lorſqu'elle l'étoit à peine de trois mois? N'eſt-il point poſſible encore qu'un mouvement étranger, tel que celui qu'avoit ſenti Pequigna, lui ait fait préſumer ſa groſſeſſe ſix ſemaines ou deux mois avant la réalité, comme il eſt arrivé à pluſieurs autres? Pour finir cet article, permettez-moi, Monſieur, d'emprunter (c'eſt l'unique emprunt que je ſois tenté de vous faire) la même phraſe par laquelle vous l'avez terminé. *Le lecteur jugera lequel de nous deux s'éloigne le plus de l'ordre phyſique, & court davantage après le merveilleux?*

La femme Péquigna que je viens de nommer, après ſix ſemaines de mariage, au commencement de 1748, eut tous les ſignes de la groſſeſſe, excepté ſeulement qu'elle étoit parfaitement règlée. Au huitième mois il ſortit, par le ſein, du lait épais & rouſſâtre. Le 23 décembre, onzième mois de la prétendue groſſeſſe, ſurvinrent des douleurs de ventre & de reins. On fit une ſaignée, & le lendemain il ſortit par la matrice environ quatre livres d'eau rouſſe. Tout alla bien enſuite juſqu'au mois de février 1749. Alors Pequigna ſentit quelque peſanteur, qui céda à une ſaignée. M. Térède chirurgien du lieu (de Jouarre), M. Sorbait chirurgien de Paris, M. Guibert médecin à Coulommiers, & M. Winſlow, qui ſe trouva fortuitement à Jouarre, jugèrent que cette femme étoit groſſe. Au mois d'aouſt, le dix-huitième de la groſſeſſe, l'évacuation menſtruelle, de rouge qu'elle étoit, devint blanche, mais continua régulièrement. Pequigna ſentit remuer son enfant, mais M. Térède ne le put sentir. Le ventre étoit tendu comme un balon. Toute l'année 1750 se passa sans aucun changement, sinon que les jambes qui étoient enflées se désenflérent. Enfin, le 7 janvier 1751, Péquigna accoucha d'un garçon qui n'avoit que le volume d'un enfant ordinaire. Cette grossesse est annoncée pour n'avoir duré que trente-cinq mois: ce qui n'est pas considérable, en comparaison de la suivante. Le 28 février 1753, on disoit Péquigna encore grosse de vingt-trois mois. En novembre 1756, cet état continuoit, & M. Térède le donnoit pour une grossesse de cinq ans. Péquigna sentoit, ou du moins croyoit sentir, le mouvement d'un enfant, spectacle qui tenoit dans l'attente d'un dénouement très-intéressant tous les partisans des longues grossesses.

En retranchant les circonstances inutiles, tel est le précis exact du mémoire présenté par M. Térède: & voici ce que j'ai cru pouvoir opposer à ce récit si contraire à l'ordre de la nature, & aux notions des médecins les plus instruits & les plus expérimentés.

1° Monsieur Winslow, vu son grand âge, pouvoit être soupçonné de n'avoir pas saisi le vrai point de vue que présentoit l'état de Péquigna.

2° Cette femme avoit été bien réglée jusqu'au dix-huitième mois de sa prétendue grossesse.

3° Son ventre avoit été tendu comme un balon, phénomène qui tient beaucoup plus de la maladie que de la grossesse.

4° L'enflure des jambes, si elle eût été l'effet d'une grossesse, au lieu de disparoître comme elle fit dix-huit mois avant l'accouchement, n'auroit pu manquer d'aller toujours augmentant.

5° L'enfant, quoique censé avoir resté trente-cinq mois dans le ventre de sa mère, n'avoit que le volume d'un enfant ordinaire.

6° Enfin le narrateur, M. Térède, ayant annoncé une nouvelle grossesse de cinq ans, puis resté huit ans dans le silence, quoique très-intéressé à publier les suites d'une annonce si extraordinaire, on étoit en droit de supposer fausse cette seconde grossesse, & de croire que l'erreur où il étoit tombé sur celle-ci, ôtoit à la durée de la première toute apparence de vérité.

Si ces objections établies, sur les faits même exposés par M. Térède, n'opéroient pas la démonstration complette de sa méprise, au moins rendoient-elles plus que suspecte la durée qu'il attribuoit à la première grossesse. Je m'en suis tenu là tant que je n'ai pas eu d'autres notions que celles que j'ai puisées dans son mémoire. Mais l'impression de ma consultation ne fut pas plutôt achevée, que je reçus des pièces très-autentiques, qui prouvent que les faits avancés par M. Térède manquoient d'exactitude: ensorte que leur rectification dissipe pleinement l'illusion, & fait évanouir la merveille. Ne pouvant plus insérer ces nouvelles instructions, & les refondre dans mon ouvrage, je fus obligé de les placer à la fin, par forme de *postscriptum*. Si elles vous ont convaincu, au moins ne vous ont-elles pas réduit au silence. Plutôt que de convenir, avec toutes les personnes sensées, qu'elles ruinoient entièrement le système de M. Térède; & sans mettre de distinction entre le corps de mon ouvrage & mon *postscriptum*, vous avez confondu l'un avec l'autre; &, à force de brouiller & de barbouiller vous avez essayé de forger des contradictions qui se trouvent d'autant moins réelles, qu'elles ne naissent que de cette artificieuſe confuſion. C'eſt un écheveau tombé dans les pattes du chat, & mêlé de ſorte, en un inſtant, que la ménagère peut à peine en un jour réparer le déſordre. Peu curieux d'imiter ſa patience je me garderai bien d'analyſer tous les petits ſophiſmes que vous avez mis en œuvre. Vous venez de voir le précis des faits & les objections que j'y ai d'abord oppoſées. Voici maintenant ce qui réſulte des pièces dont je rends compte dans mon *poſtſcriptum*. Ces pièces ſont une déclaration du mari, & une autre de la femme Péquigna, revêtues de leurs ſignatures. Le mari s'explique ainſi au ſujet de M. Winſlow. *Il aſſura qu'elle étoit groſſe*; *mais que ne pouvant croire qu'une femme puiſſe porter ſeize mois, il y avoit lieu de s'imaginer qu'elle avoit d'abord conçu un faux germe, & que celui-ci n'empêchant jamais une véritable conception, elle avoit ſans doute fait un enfant depuis.*

Il eſt bien clair que ces expreſſions ne ſont pas celles dont s'eſt ſervi un anatomiſte de l'ordre de M. Winſlow; mais, quoique mal rendues par un homme ruſtique, elles n'en ſont pas moins connoître le ſentiment de cet illuſtre médecin. Il eſt viſible que ces mots... *Il aſſura qu'elle étoit groſſe*, ne doivent pas être pris à la lettre, parcequ'ils ſeroient contradictoires avec la ſuite du diſcours que le mari Péquigna fait tenir à M. Winſlow. Celui-ci aura dit *la matrice eſt chargée, eſt remplie*, Péquigna aura cru que cela vouloit dire que ſa femme étoit groſſe, & il n'a rendu que ſa propre idée, croyant rendre celle de M. Winſlow qui étoit relative au faux germe qu'il croyoit contenu dans la matrice. La ſuite du diſcours ne laiſſe aucun lieu de douter que cela ne fût ainſi, puiſque M. Winſlow ajoute, *qu'il ne peut croire qu'une groſſeſſe puiſſe durer ſeize mois: mais qu'il pouvoit ſe faire que, depuis la formation du prétendu faux germe*, la femme Péquigna eût conçu. On voit qu'il n'assure que la possibilité de cette conception, & nullement le fait. Joignez à cela que M. Winslow, recommandable par sa candeur, a toujours assuré à M. Murry, notre confrère, qu'il n'avoit jamais ni dit, ni pensé que Péquigna fût grosse quand il l'examina : & c'est ce que confirment bien les dernières paroles du mari. *De tous les chirurgiens & médecins du canton*, dit-il, *je ne trouvois que M. Térède qui m'assurât qu'elle étoit véritablement grosse:* & encore cette assertion de M. Térède n'a-t-elle été rien moins que constante, puisque, dans son mémoire même que j'ai lu, signé de lui, il dit (lorsqu'il voulut examiner le ventre & le prétendu mouvement de l'enfant) *je ne sentis rien si non un ventre tendu comme un tambour ; enfin je me désistai de ma première croyance*, c'est-à-dire, de l'opinion d'une grossesse qu'il avoit cru jusques-là avoir passé de beaucoup le terme ordinaire. Quelle confiance prendre dans le rapport d'un homme qui prononce affirmativement sur une grossesse, puis se dédit seize mois après pour revenir enfin à son premier sentiment ? Lorsqu'il est encore féru de l'idée de grossesse au mois de septembre 1748, *il parut*, dit-il, *quelques gouttes de lait au sein gauche, un lait roux & épais, & vers la fin du même mois il en parut au sein droit, mais moins roux & moins épais.* Que veut dire ce radotage ? Qu'est-ce que c'est que *du lait roux & épais ?* La femme Péquigna en parle beaucoup plus raisonnablement en ces termes : *C'étoit une goutte seulement d'une liqueur épaisse & roussâtre qui restoit au bout du mammelon.* Cela peut-il, je le demande aux connoisseurs, jamais être comparé à du lait ?

M. Térède avoue bien qu'au onzième mois Péquigna rendit deux pintes d'eau, mais ce qu'il ne dit pas, & ce qu'elle ajoute pour lui, c'eſt qu'après cette évacuation *ſon ventre, qui étoit fort gros, devint extrémement plat.* Que conclure de cet extrême applatiſſement du ventre, ſi non que la groſſeſſe réputée alors de onze mois, étoit abſolument chimérique? Quant à la ſeconde groſſeſſe annoncée pour être déja de cinq ans, & dont M. Térède, après huit ans écoulés, n'avoit point encore donné de nouvelles, voici ce qu'en dit la femme Péquigna: *Mes règles m'ont quitté ſix mois après ma première couche, & je ne les ai pas eues depuis ce tems-là. L'augmentation de mon corps, la ceſſation de mes règles avoient fait préſumer une ſeconde groſſeſſe, dans laquelle j'ai longtems cru ſentir le mouvement d'un enfant; mais il eſt certain que ce n'eſt que beaucoup d'embonpoint & de graiſſe.* Belle & éclatante inſtruction pour les apôtres des accouchemens tardifs, s'ils étoient moins prévenus & plus diſpoſés à la converſion!

Au mois d'aouſt 1719, une fille de trente ans épouſe un homme ſexagénaire qui meurt ſubitement au mois de décembre. La veuve déclare à ſon médecin qu'elle eſt groſſe. Au mois d'avril 1720, elle dit ſentir remuer ſon enfant. Dans les premiers jours de 1721, elle accouche d'un enfant foible, & qui avoit les ſutures du crâne déjointes. A quoi donc avoit-il paſſé ſon tems, pour être ſi peu formé après treize mois de ſéjour dans le ventre de madame ſa mère? Les héritiers du mari qui, ſuivant toute apparence, ne tenoient pas auſſi ferme que vous, Monſieur, pour la doctrine des naiſſances tardives, voulurent attaquer la légitimité d'un part que, depuis quatre mois, ils ſe croyoient en droit de ne devoir plus attendre. Mais la Faculté d'Helmſtad trouve ſa légitimité *plus claire que le jour* (ce ſont ſes termes) & les intimide par ſa déciſion. Le très-célèbre & très-ſçavant Heiſter arrive par hazard à Wolffenbutel, lieu de la ſcène, où il trouve la veuve remariée depuis ſix ans à Meiſner, garçon de boutique de ſon défunt mari. Heiſter demande à celui-ci des nouvelles de l'enfant venu après treize mois de groſſeſſe. On lui montre une fille de ſept ans. *Eſt-elle*, dit il, *bien réellement de Freitagius ?* (c'eſt le nom du premier mari) Meiſner aſſure le fait *ſur ſon Dieu, & ſur ce qu'il y a de plus ſacré.* Mais à quoi bon jurer ſi fort ſans néceſſité ? Pourquoi affirmer par ſerment, ou le contraire de ce qu'on ſçait, ou ce dont on ne peut être certain ? Admirez, Monſieur, combien ſont quelquefois contraires les effets d'une même cauſe relativement aux perſonnes. Ces ſermens faits d'office par Meiſner vous affermiſſent dans votre foi, & moi dans mon incrédulité. Il avoue au reſte, qu'il a bien été ſoupçonné de quelque habitude avec la femme de Freitagius; mais il jure de nouveau (car il eſt grand jureur de ſon métier) *que c'eſt médiſance toute pure, & que la veuve s'eſt toujours comportée très-ſagement*, enſorte que tous ceux qui, comme vous, auront la bonté de l'en croire ſur ſes ſermens, regarderont la groſſeſſe de treize mois comme indubitable. Il apprend encore plus à Heiſter ; c'eſt que ſa femme, depuis qu'il l'a épouſée, a eu conſécutivement deux autres groſſeſſes de treize mois chacune, ce qui n'a cependant plus rien de fort étonnant, puiſque le premier pas étoit fait, & qu'en ces ſortes d'affaires c'eſt le ſeul qui coûte.

Au demeurant, ſi l'on étoit aſſez difficile pour ne pas ſe rendre aux ſermens de Meiſner, & aux déclarations de sa femme qui (peut-on desirer rien de plus ?) proteste de sa propre vertu, vous nous offrez encore le témoignage *de Burkhard son médecin, homme d'une probité reconnue, qui assure* (comme s'il pouvoit le sçavoir) *que le récit de Meisner ne renferme rien que de vrai, & qu'il a été témoin de tout* (c'est-à-dire d'un fait négatif) *conjointement avec la mère & les amies de la veuve, femmes très-honnêtes & très-sages, qui ne l'ont point quittée pendant le tems de ses grossesses, qui ont tout examiné, & qui ont eu, pour ainsi dire, la chose sous la main.* Voilà, soit dit en passant & sans mauvaise intention, un *pour ainsi dire* bien utile, & placé bien ingénieusement pour tenir lieu de voile aux paroles qui le suivent : mais ne craignez-vous pas que votre lecteur ne trouve à ce voile la transparence du cristal le plus pur ?

Quiconque connoît la physique du corps humain & la marche des passions, se trouve arrêté dans trop d'endroits de cette histoire pour n'en être pas révolté. J'avois trouvé le moyen d'expliquer sans peine le mystère de ces trois grossesses, & j'avois dit, ou à peu près...

La femme, dont il s'agit, n'ayant cessé d'avoir devant les yeux le contraste d'un vieux mari & d'un jeune garçon, aura pris du goût pour celui-ci. A la mort du mari, la veuve qui n'étoit point encore experte, se sera crue grosse sans l'être. Meisner & elle ayant résolu de s'épouser, n'ont pu manquer d'attendre avec impatience l'expiration de l'année du deuil. La présomption de grossesse leur aura inspiré de la confiance pour prendre sans risque quelques avances sur les droits du futur sacrement. La veuve, au lieu d'être grosse, comme elle le croyoit, à la mort de son mari, ne le sera devenue que quatre mois après, pour n'accoucher qu'au treizième mois de son veuvage. Mais la décision de la Faculté d'Helmstad, quoiqu'elle eût suspendu la poursuite des héritiers, ne leur avoit pas, dit l'histoire, entièrement fermé la bouche. Ils murmuroient toujours : & , pour faire cesser leurs murmures, il étoit tout naturel que Meisner & sa femme se concertassent pour donner aux grossesses à venir l'apparence d'avoir duré treize mois. Qu'auroient pu reprocher à cette femme les héritiers, son usage étant une fois bien établi de n'accoucher qu'au terme de treize mois?

Cette version, ai-je dit, *est conforme à l'ordre physique, & n'a rien de contraire à l'ordre moral. Pourquoi faudra-t-il donc que j'en croie une, qui choque les notions les mieux établies, par préférence à celle où je ne trouve rien que de très-naturel & de très-simple?* C'est sur cela, Monsieur, que vous vous emportez contre moi, comme un énergumène, & que vous traitez la version de Heister avec le même sérieux & le même respect que vous traiteriez un article de foi, & cela au point de me dire....

Mais, Monsieur, une liaison entre une femme mariée & son garçon de boutique, est une chose contraire à l'honnêteté, & par conséquent a besoin d'être prouvée. Avez-vous quelque preuve à administrer? Moi? Pas une. *Il répugne de présumer une chose condamnable sans aucune preuve... La femme de Freitagius venoit d'être mariée; son époux étoit déja âgé il est vrai; mais elle avoit trente ans. A cet âge une femme a des principes.* Oui-dà; mais vraisemblablement aussi des passions fort impérieuses, & plus absolues que tous les principes. *Celle-ci étoit honnête.* Qu'en sçavez-vous? Est-ce que Meisner vous l'a dit? *A peine elle quittoit l'autel, à la face de qui elle avoit prononcé ses ser-*

mens, & vous voulez qu'une flamme adultère embrâse déja son cœur? Je viens de faire voir que ce prétendu goût pour Meisner est une chose malhonnête & gratuitement supposée de votre part. Ce n'est pas assez que le crime soit dans le cœur; vous voulez qu'il ait sa pleine & entière exécution. La veuve de Freitagius est une honnête-femme. Son mari vient d'expirer, elle se livre à la retraite. Elle paroît absorbée dans la douleur. Vaines apparences que tout cela. Hypocrisie toute pure. Elle aimoit en secret Meisner. Sous l'ombre du mystère, elle s'abandonnoit à son goût pour lui. Le jour dans les larmes simulées, & la nuit dans les plaisirs d'un amour satisfait; voilà une femme bien abominable! Pourquoi non?

Les douze pages qui suivent sont une capucinade de la même vigueur. Si vous eussiez composé tout cela dans la classe de rhétorique, le trône de premier empereur vous étoit infailliblement acquis. Pour tout dire, c'est magnifiquement prêché, mon Révérend Père. Mais . . . Lisez la Matrône d'Ephèse: & d'ailleurs ne vous ai-je pas déja dit que les considérations morales n'étoient d'aucun poids dans les matières de physique?

Nous ne sommes pas encore au bel endroit de la pièce. C'est sur-tout dans le morceau suivant que le feu de votre éloquence s'allume davantage par le sentiment de la plus forte, mais non de la plus juste indignation.

Il est TRES-CONFORME A L'ORDRE MORAL *qu'une femme du vivant de son mari, conçoive de l'amour pour un autre que lui? Que, comme si ce n'étoit pas assez pour elle d'avoir oublié son devoir au point de devenir mère des faits de son amant, elle se concerte avec lui pour dépouiller des héritiers? Enfin il est* TRÈS-CONFORME A L'ORDRE

MORAL, qu'un homme qui dans une ſimple converſation n'eſt forcé à rien, & à qui on n'a droit de demander que ce qu'il veut dire, cependant jure ſur ſon Dieu, & ſur ce qu'il y a de plus ſacré, prenne à témoin ce Dieu qui ſçait tout; tout cela pour faire croire une choſe ſur laquelle rien ne le force de s'expliquer? Si cet amas révoltant de crimes EST TRES-CONFORME *A L'ORDRE MORAL; ſi, d'après tout cela, la décence n'eſt point bleſſée gravement, qu'eſt-ce qui ſera donc capable de la bleſſer ainſi? Qu'eſt-ce qui ſera* CONTRAIRE *A L'ORDRE MORAL? Encore une fois, y avez-vous bien réfléchi?* Oui ſans doute: & tant ſoit peu mieux que vous, Monſieur le Déclamateur.

Au ſujet des ſçavantas à la dent d'or, vous m'avez bien repris ſur ce que *j'aime*, dites-vous, *à conter des hiſtoires:* mais vous ne m'avez pas corrigé. En voici encore une que j'ai à vous conter, cependant je la ferai courte.

Un écolier diſputoit avec une femme du peuple. Ils en vinrent aux injures, & ſe dirent réciproquement toutes celles qu'ils pûrent imaginer. L'écolier épuiſé, & ne trouvant plus rien dans ſon répertoire, s'aviſa de l'appeller vieille *catachrèſe*. Moi, *catachrèſe?* dit la vieille en fureur. *Jamais il n'y en eut dans ma famille. Catachrèſe toi-même, ton père, ta mère & toute ta chienne de race.*

Je parierois que vous ne ſçavez pas pourquoi ce débordement de colère de la part de la vieille? Le voici. C'eſt qu'elle ne ſçavoit pas plus ce que c'eſt qu'une *catachrèſe*, que vous ne ſçavez ce que c'eſt que *L'ORDRE MORAL*. On n'eſt cependant pas excuſable d'ignorer cela quand on eſt déja grand garçon, quand on a fait ſon cours de philoſophie, & que de plus on eſt docteur, mais docteur enſeignant en public & en particulier, & puis membre de tant & tant d'académies. On ne doit pas, dans ces circonſtances, prendre, comme vous faites, *L'ORDRE MORAL* pour les bonnes mœurs. C'eſt ce qu'en langage commun l'on appelle prendre ſon bonnet de nuit pour ſes pantoufles. *L'ORDRE MORAL*, Monſieur le moraliſte, eſt la ſuite, le cours, l'enchaînement des actions humaines, tant bonnes que mauvaiſes. Pour vous rendre cela plus ſenſible, on dit par exemple, il eſt dans *L'ORDRE MORAL* qu'un homme ſoit arrogant ou modeſte, poli ou brutal, tempérant ou yvrogne, vigilant ou pareſſeux, ignorant ou inſtruit. En voilà bien aſſez pour ſe faire entendre de quiconque n'eſt pas abſolument ſourd. Ce en quoi je vous plains le plus, c'eſt que la mal-adroite application que vous avez faite, juſqu'à quatre fois dans le cours de deux pages, de *L'ORDRE MORAL*, ne vous laiſſe ſeulement pas la miſérable reſſource de rejetter cette ânerie ſur *le lapſus calami*, *le copiſte* ou *l'imprimeur*.

Pour finir cette lettre, il ne me reſte plus à traiter qu'un point, ſur lequel nous ne ſommes pas tout-à-fait d'accord. C'eſt au ſujet d'un double emploi que vous avez fait d'une même autorité, ſous des noms & des couleurs ſi diſſemblables, qu'il eſt très-aiſé de croire que ce ſont deux autorités diſtinctes. Mais il n'importe : vous ſçavez faire face à tout, & vous dites... *Quand cela ſeroit vrai, quel mal y auroit-il? Mais il n'eſt pas vrai que j'aie préſenté deux fois la même autorité.* Quel mal, Monſieur? Le même, ce me ſemble, qu'il y auroit, dans le commerce, à compter pour deux ce qui ne vaudroit qu'un. Croyez-vous de bonne foi que cela ſoit permis? vous ſur-tout qui êtes ſi fier ſur *L'ORDRE MORAL*. Il faut pourtant qu'au fond de votre conſcience il ſe ſoit élevé un petit murmure, puiſque vous niez bien ſéchement la faute que je vous impute : & un autre mal, c'eſt que cette dénégation nous met aux termes, vous ou moi, d'avoir commis une impoſture. Si je vous ai fauſſement inculpé, c'eſt moi qui ſuis l'impoſteur ; au lieu que ce ſeroit vous qui le feriez, ſi vous avez fait la faute que je vous impute. Je ſens combien il ſeroit mal-honnête de vous dire que c'eſt vous : auſſi me garderai-je bien d'avoir cette hardieſſe. Mais je ne vois rien d'incivil à vous prouver que ce n'eſt pas moi, & c'eſt ce que j'aurai bientôt fait. Voici, en propres termes & ſans y changer une ſyllabe, comme vous vous défendez d'avoir employé doublement la même autorité, ou le même fait.

“ Je le rapporte, ce fait dans un endroit, & „ j'en fais obſerver une circonſtance dans un autre : „ cette circonſtance c'eſt que *le jour de la Touſſaint,* „ *qui étoit le neuvième mois de la groſſeſſe de* „ *Renée de Villeneuve, elle avoit eu des douleurs* „ *pour accoucher.* Ces paroles ſont en lettres Ita- „ liques dans ma conſultation : dans la même page „ on trouve également ces paroles imprimées en „ lettres Italiques. *On remarque que le neuvième* „ *mois elle* (la femme dont parle Bodin) *avoit* „ *ſenti de grandes douleurs, ſemblables à celles* „ *de l'enfantement.* Pour abréger je me ſuis conten- „ té de noter par la différence du caractère la même „ circonſtance quand elle s'eſt préſentée.

Tout ce barbouillage, Monſieur, a la plus exacte reſſemblance avec le propos que tient l'avocat Patelin, lorſque M. Guillaume lui demande le paiement de ſon drap. Patelin parle de la nymphe Calypſo, des papillons qu'il voit voler, & de Monſieur Anodin ſon apothicaire. Il ne doit pas plus être queſtion ici ni *de Bodin*, ni *de la femme dont il parle*, ni *de lettres Italiques*, ni *de la différence du caractère*, que de l'empire du Mogol. Je vous ai promis de vous ramener à l'objet toutes les fois qu'il vous arriveroit de vous en écarter, & pour vous tenir parole, je vais transcrire les deux morceaux de votre consultation, sur lesquels roule la dispute. Le premier que voici se trouve à la page 35 de votre consultation.

L'arrêtiste (c'est Du Fresne) *qui rapporte le jugement, par lequel l'enfant de Renée de Villeneuve fut déclaré légitime, quoique venu au monde onze mois presque révolus après la mort de son père, observe que le jour de la Toussaint, qui étoit le neuvième mois de la grossesse, Renée de Villeneuve eut des douleurs pour accoucher, & que si elle ne le fit point, alors c'est que, &c.*

Vous en restez là, puis vous rapportez six autres faits ou autorités qui font autant d'articles séparés, & qui vous conduisent jusqu'à la page 39: & là vous citez, comme nouvelle, une autorité tirée d'un plaidoyer de Monsieur Le Nain avocat-général.

Une veuve qui avoit vécu d'une manière exemplaire pendant la vie de son mari, déclara aussitôt après sa mort, qu'elle croyoit être grosse, & se retira dans un couvent. Neuf mois après elle sentit les douleurs de l'accouchement; mais ces douleurs se passèrent sans qu'elle pût accoucher, & ses couches furent retardées de deux mois. Comme la conduite de cette veuve n'étoit point soupçonnée, qu'elle avoit déclaré sa grossesse après la mort de son mari, qu'elle s'étoit même retirée dans un lieu non suspect, presque toute la famille reconnut pour légitime l'enfant dont elle accoucha. Un seul parent de mauvaise humeur lui contesta son état qui fut confirmé par arrêt.

Dites-

Dites-moi maintenant, Monſieur, ſi cet article, tel que le voilà, annoncé ſous le nom de Monſieur Le Nain, a quelque reſſemblance avec celui que vous donnez ſous le nom de l'arrêtiſte ? Dites-moi, s'il eſt poſſible que vos lecteurs s'apperçoivent de l'identité de ces deux articles, & ne les prennent pas pour deux autorités diſtinctes, ou pour deux faits différens, quoique dans l'un & l'autre il ne s'agiſſe que du même fait ? Comment ſe ſauvera-t-on de la ſurpriſe, lorſque ces deux objets ſont ſéparés par ſix autres, par la diſtance de cinq pages, & qu'enfin le lecteur ne trouve aucun avertiſſement qui puiſſe lui faire reconnoître, ni même ſoupçonner la réalité du double emploi ?

L'engagement que j'ai pris de vous prouver que ce n'étoit pas ſur moi que devoit tomber le reproche d'impoſture, eſt, je crois, préſentement rempli. Qui pourroit m'empêcher de rétorquer contre vous le paſſage de Virgile, qu'à la page 244e de votre écrit vous n'avez pas honte de m'appliquer ?

Parcius iſta viris tamen objicienda memento :
Novimus & qui te. . . . .

Mais me préſerve le Ciel d'être jamais aſſez vain & aſſez brutal, pour partager entre un de mes confrères & moi des paroles ſi hautaines d'une part, & ſi outrageantes de l'autre.

Je compte, dans la lettre ſuivante, qui ſera la dernière, vous entretenir ſur les autorités qui ſont pour moi, & dont vous me diſputez l'uſage. Vous trouverez à la fin quelques objets qu'il étoit d'autant plus convenable de réunir, qu'ils ſont relatifs au procédé, & nullement à la doctrine.

J'ai l'honneur d'être &c.

LETTRE III.

Je me suis bien engagé, Monsieur, à résoudre les objections que vous faites contre les autorités dont j'ai droit de m'appuyer. Mais je n'ai pas entendu répondre à tous ces petits propos vuides de sens, ou injurieux, qu'à chaque article vous substituez au défaut de bonnes raisons. Pour éviter aussi de vous suivre & de vous imiter dans les répétitions fatigantes dont vous ne vous lassez point d'exercer la patience du lecteur, je rassemblerai par classes plusieurs auteurs à la fois, selon la conformité qui se trouve dans leur manière d'opiner, & je ferai des réponses qui puissent être communes à chacune de ces classes, me réservant de ne prendre séparément que ceux que vous avez critiqués d'une manière plus particulière.

En voici d'abord quatre, Harvée, Fontanus, Gaspard de Reies & Bergerus, qui, sans avoir égard aux histoires de parts retardés, s'accordent tous à dire que ces exemples que l'on cite sont *rares & suspects ; qu'on ne sçauroit être trop en garde contre les tromperies ; que de tels parts sont contre l'ordre naturel :* & tous finissent par conclure très-fermement *qu'ils doivent être rejettés, & que la tolérance ouvriroit la porte aux abus, & renverseroit la loi.* Voilà ce que vous appellez des auteurs décidés pour les longues grossesses. Pour moi je les considère sous un point de vue tout-à-fait différent, ou, pour mieux dire, tout-à-fait opposé : &, plutôt que de discourir sur une question aussi claire, j'en défère la décision à tout homme qui n'aura pas perdu le sens commun.

Bonacioli, Ruffius, Fernel, Ettmuller, Dolæus, Nenterus, Govey, Rœderer, & Hamberger fixent à neuf mois le terme de la naissance. Ils n'ajoutent rien de plus; & c'est en cela, dites-vous, que bien loin d'être contraires aux accouchemens tardifs, ils ne prononcent pas même le *mot de naissance tardive*. Mais ces auteurs, Monsieur, n'ignoroient pas apparemment les fables qui se sont débitées sur cette matière. Pouvoient-ils mieux marquer le peu de cas qu'ils en faisoient, qu'en affectant de n'en point parler?

Lalamantius, Mercurialis, Mercatus, de Barre, Rodericus à Castro, Hoboken, Wedelius, Waterus, Schelamerus, Dionis, Amman, Baier, Bohnius, Tardin, Diemerbrœck, sont tous, de votre propre aveu, véritablement opposés aux naissances tardives. Cela ne vous empêche point de lancer contre chacun d'eux, ou contre moi, quelque brocard, ou de dire plutôt quelques riens que de ne rien dire.

Bonaventure d'Urbain, Zacchias, la Faculté de Leipsick, Perdulcis, Ortolobius, Deusingius, Alberti, Low d'Ersfeld, Hebeinstreit, Venette, Mauriceau, Puzos, & M. Levret varient entre eux, il est vrai, sur un peu plus ou moins de jours qu'ils accordent par-delà le terme ordinaire; mais pas un seul ne s'écarte assez de la règle pour permettre qu'une grossesse passe de plus de dix jours le dixième mois, latitude qu'encore le plus grand nombre d'entre eux n'accorde pas. Tout ce que vous leur opposez consiste à dire, *qu'il y a plusieurs causes qui peuvent retenir l'enfant dans la matrice, & éloigner l'accouchement*: & à demander, *ces causes posées, pourquoi leur effet seroit borné à quelques ſemaines?* puis, d'extenſion en extenſion, le même *pourquoi* revient à tout propos. Ce ſeroit montrer de l'humeur que de ne vouloir pas répondre à cette demande : mais auſſi ce ſeroit être dupe que de n'y pas mettre pour condition que vous ſerez tenu d'expliquer auparavant pourquoi les rivières, après avoir ſouffert une crue de trois, de quatre, de ſix pieds au-deſſus de leur niveau le plus commun, trouvent enfin un terme d'accroiſſement qu'on ne leur a jamais vu excéder? Paſſons aux autorités que vous critiquez plus particulièrement que les autres.

Ce que vous m'oppoſez au ſujet de Bartholin, ſe réduit à aſſurer que ce n'eſt que dans un cas unique qu'il prend parti contre les longues groſſeſſes. Pour ſoutenir cette inſoutenable propoſition, vous deviez au moins éviter de répéter les paroles que je vous ai citées de lui, puiſqu'elles prouvent bien poſitivement le contraire de ce que vous avancez. Il parle de ces groſſeſſes où les enfans reſtent putréfiés ou deſſéchés dans le ventre de leur mère : &, à-propos de la dernière dont il fait mention : *J'aime mieux*, dit-il, *la régler ſur le terme ordinaire, que d'adopter le ſyſtème des longues groſſeſſes.* Eſt-il concevable que vous prétendiez reſtreindre l'application d'une déciſion auſſi générale au cas particulier dont il fait mention? Si vous êtes ſi perſuadé de la juſteſſe de votre interprétation, indiquez-moi donc au moins de quelles expreſſions plus nettes & plus préciſes il eût pu ſe ſervir pour me fonder à m'appuyer de ſon autorité? Il me ſemble, & ſemblera je penſe à tout homme qui ne ſera pas en délire, que, quand un auteur dit, *qu'il n'entend pas adopter le ſyſtème des longues groſſeſſes*, c'eſt qu'il les rejette toutes, ſans exception d'aucunes.

Posner adresse son lecteur à Bonaventure d'Urbain, Valeriola, Zacchias, Carranza & Henningius-Arnisæus, qui tous rejettent les longues grossesses. Qui n'eût cru d'après cela qu'il pensoit comme eux ? Point du tout. *Il est évident*, selon vous, que *renvoyer à ces auteurs, c'est refuser de s'expliquer, & que son autorité est nulle* : comme si, quand Posner en indique d'autres, on pouvoit douter qu'il ne le fait que parce qu'il les regarde comme la source où l'on peut puiser la meilleure solution, & qu'il adhère pleinement à leur sentiment. Mais votre mémoire, toujours fidèle à laisser échapper à-propos ce qui vous est désavantageux, ne vous a pas rappellé que Posner ne renvoie aux auteurs ci-dessus nommés, qu'après avoir traité les apôtres des accouchemens tardifs, tels que Pierre d'Apône & autres, *d'auteurs fort suspects*. Est-ce donc là refuser de s'expliquer, ou plutôt, pour être claire & précise, cette explication laisse-t-elle quelque chose à desirer ? En vain prétendez-vous rétorquer contre moi ce que j'ai dit de Mauriceau; que, *quoiqu'il renvoie à Schenkius, ce n'est pas, à beaucoup près, qu'il soit partisan des longues grossesses.* Votre mémoire vous abandonne encore dans cette occasion aussi officieusement que dans la précédente. Vous oubliez la preuve sur laquelle j'ai établi mon assertion ; sçavoir que Mauriceau, quoiqu'il indique Schenkius, finit par assurer très-positivement & sans aucune restriction, *qu'on ne voit point de femmes qui passent entièrement le dixième mois.*

Suivant Levinus Lemmius, *il y a plusieurs enfans qui, après avoir passé le neuvième mois révolu, arrivent jusqu'au dixième*, & encore n'entend-il parler que de mois lunaires qui ne sont que de vingt-huit jours. Pour réponse vous demandez *s'il n'y en a point qui par extraordinaire passent ce terme?* Comme ſi faire une ſi inepte demande ce n'étoit pas ſortir entiérement de la queſtion: car il ne s'agit nullement ici de ſçavoir ſi les groſſeſſes ne peuvent point s'étendre au-delà du terme fixé par Levinus Lemmius, mais s'il rejette effectivement les longues groſſeſſes: & c'eſt ſur quoi la manière dont il s'explique ne laiſſe rien d'équivoque.

Platerus fixe la durée à dix mois, puis ajoute que *ſi le fœtus paſſe ce terme, qui eſt le plus naturel où ſe doit faire l'accouchement, & que parvenu à maturité il ne ſe montre point, cela ne méritera pas le nom de part.* Faute de pouvoir répondre, vous faites encore ici une autre queſtion, ſçavoir *ſi celui qui admet qu'un enfant reſte paſſé dix mois dans le ſein de ſa mère, rejette tout prolongement de groſſeſſe?* Apparemment il le rejette dès qu'il entend parler de ces enfans qui, ou demeurent morts dans le ventre de leur mère, ou, s'ils en ſortent, n'en ſortent que privés de la vie. Auſſi a-t-il ſoin de dire, & le dit-il avec vérité, *qu'ils ne méritent plus le nom de part;* & c'eſt auſſi ce que dit en termes très-exprès Bartholin, dont vous pouvez revoir le paſſage dans ma conſultation à l'endroit où je l'ai cité. Quel dommage, Monſieur, que cet enfant qui, au rapport de Frédéric Orth, demeura quarante-ſix ans pétrifié dans le ventre de ſa mère, ne ſoit pas venu au monde peu de jours avant qu'elle mourût! Quel exemple triomphant c'eût été pour vous d'une naiſſance tardive! Quel zèle & quelle chaleur vous euſſiez employé à ſoutenir la légitimité de ce curieux poſthume, ſi la mère eût été dans le cas de vous en confier la défenſe!

Langius, j'en conviens, ne doit pas être mis au rang des adverſaires de votre ſyſtème. Mais vous n'en avez pas plus de raiſon de me dire que c'eſt *ſe jouer des juges & du public, que de le mettre dans cette claſſe.* C'eſt vous-même qui vous jouez de la vérité en me faiſant ce reproche. J'ai préſenté tout le paſſage de cet auteur ſans nul déguiſement, enſorte que le lecteur a pu apprécier ſon opinion, & voir clairement qu'il doit entrer dans la claſſe des auteurs neutres. Je n'en ai tiré aucun avantage. J'ai ſeulement reproché très-juſtement à M. Le Bas de l'avoir donné comme rapportant un exemple d'une groſſeſſe de onze mois, quoiqu'il n'en faſſe nulle mention. Vous pouvez lire & relire cet article; vous n'y trouverez rien de plus.

Il n'en eſt pas de même d'Amatus Luſitanus, que M. Le Bas donne auſſi pour avoir étendu le terme de la groſſeſſe juſqu'à onze mois complets: ce qui n'eſt nullement vrai, puiſque cet auteur n'a fait autre choſe que de citer, comme extraordinaires, deux accouchemens l'un après dix mois, l'autre après dix mois trois jours de groſſeſſe; d'où l'on eſt en droit de conclure qu'il n'en connoiſſoit point au-delà de ce terme, & qu'il n'excède pas les bornes établies.

Vous dites bien que Verheyen regarde le neuvième mois comme le terme le plus commun de la geſtation, & cela pour vous procurer la commodité de demander *s'il n'y a pas un terme moins commun que celui-là?* C'eſt faire une queſtion bien inutile, puiſque Verheyen y répond en admettant les parts de ſept & de huit mois, termes bien moins communs que celui de neuf. Mais ce que vous avez cru eſſentiel pour vous d'oublier, c'eſt qu'il ajoute *qu'autant qu'il peut compter ſur ce qu'il a obſervé & ſur le calcul des femmes, le terme eſt plutôt en deçà qu'au-delà de neuf mois:* d'où j'infère qu'il n'y a rien de plus net & de plus concluant que ſes paroles, & rien de plus équivoque & de plus captieux que ce que vous vouliez en conclure. L'eſpace de neuf mois compris par l'Egliſe entre le 25 mars, jour de la Conception, & le 25 décembre, jour de la Nativité, eſt, à vous en croire, *le grand argument* de notre auteur, pour prouver que le tems de la groſſeſſe eſt de neuf mois. Mais c'eſt une chicane bien injuſte que vous faites à Verheyen. Liſez-le bien, Monſieur, & vous verrez que, loin de prendre ce fait pour la baſe de ſa déciſion (ce qui ſeroit déraiſonnable) il ne le cite que comme un exemple de conformité avec le ſentiment d'Hippocrate. Mais c'eſt de ce dernier qu'il s'appuie par préférence.

Je me ſuis cru fondé à faire uſage du ſentiment de M. Haller. *Il ſeroit aſſez curieux d'apprendre de vous Monſieur*, dites-vous à ce ſujet, *comment il ſe peut faire que le texte d'un auteur qui dit que les parts de douze mois & plus ſont rares, & qui fixe le cas où il croit qu'on doit les admettre, forme une autorité contre les longues groſſeſſes. Il faut eſpérer que vous montrerez cela auſſi clairement que vous nous avez fait voir que Pline, Avicenne, &c.*

Vous n'avez plus, je penſe, à vous plaindre actuellement que, ſur ce qui regarde Pline, Avicenne, Cardan & même Schenkius, ſi vous vous en ſouvenez, je ſois demeuré en reſte avec vous. Cela doit beaucoup fortifier *l'eſpérance* que vous voulez bien concevoir de moi au ſujet de M. Haller.

Animé du deſir de vous ſatisfaire, je ſaiſis avec ardeur l'inſtant paſſager où, quittant le ton de maître qui enſeigne, vous vous montrez *curieux* d'apprendre ce que vous ignorez. Quiconque eſt *curieux* d'apprendre, mérite d'être inſtruit; & je ne puis mettre trop de complaiſance à contenter une envie aussi fondée & aussi louable que la vôtre. En général, M. Haller refuse son approbation aux parts retardés. Suivant lui, *l'on ne doit jamais les admettre, à moins qu'on ne trouve une cause très-manifeste de retard dans une maladie de langueur que pourroit avoir la mère.* Voilà ce qu'il pense. Pour vous, Monsieur, admettez, puisque cela vous plaît, les parts retardés, même sans aucune distinction des cas: mais permettez-moi au moins ce que vous ne pouvez m'empêcher de faire, de les rejetter avec M. Haller, quand ils se trouvent dans les circonstances où il les rejette lui-même. La mère de l'enfant dont je combats la légitimité n'a jamais eu *de cause très-manifeste*, ni même occulte, *de maladie de langueur.* Il est donc absolument impossible que M. Haller, en opinant comme il fait, eût pu admettre à la légitimité l'enfant auquel je la conteste, puisque sa mère s'est trouvée hors du cas d'exception qu'il suppose, & par conséquent sa décision est pleinement en ma faveur. Votre *curiosité* n'est-elle pas à-présent satisfaite, & vous peut-il rester encore quelque chose à desirer pour votre instruction ?

Teichmeyer n'est pas plus indulgent que M. Haller, & n'admet les parts tardifs *que dans certaines circonstances* qu'il n'indique pas, mais qui ne peuvent être différentes de celle que suppose M. Haller. Teichmeyer m'est encore plus favorable que ce dernier, en ce qu'il convient *que les tribunaux n'admettent pas les longues grossesses.* Ni la mère, ni l'enfant contre lesquels j'ai écrit, ne se sont trouvés dans aucune circonstance extraordinaire. De plus, la question qui les regardoit étoit déférée à un tribunal. En conséquence j'ai excipé de l'autorité de Teichmeyer, & j'ai du le faire. Monsieur l'ancien professeur trouve qu'en cela j'ai *manqué de bonne foi, de justice & de logique. Il voit* aussi *l'indignation du lecteur éclater quand on ose pousser jusqu'à ce point le mépris pour la vérité.* S'il voit si distinctement tout cela, l'on ne peut disconvenir qu'il est illuminé, & qu'il pourroit bien avoir des visions.

Gœlike ne s'éloigne pas d'accorder quelque latitude; mais loin de tenir aucun compte de sa conclusion, vous ne la rapportez pas même; & c'est d'autant mieux fait à vous, qu'il y prescrit de procéder avec beaucoup de rigueur. *Il faut*, dit-il expressément, *que la latitude que nous accordons soit réglée avec poids & mesure, parce qu'autrement il est à craindre que nous ne donnions entrée à la fraude & à l'imposture, & que nous ne laissions toute liberté à la licence effrénée des femmes impudiques.* D'où l'on peut tirer cette conséquence, que tout homme éclairé qui voudra, dans les examens qu'il sera chargé de faire, s'imposer ces conditions, ne trouvera jamais matière à accorder une latitude plus considérable que celle qu'accordent les loix.

Le livre de M. Astruc, où il traite de fables les accouchemens tardifs, n'étoit pas encore entièrement imprimé quand je l'ai cité. Mais le chapitre que je citois l'étoit. Je l'avois lu; l'auteur, comme je vous le disois, m'avoit permis de le citer, plutôt que d'attendre patiemment le moment qui n'étoit pas loin de pouvoir vérifier ce que je n'avançois que de l'aveu de M. Astruc: *Argumenter*, dites-vous, *d'après un chapitre qu'il doit faire imprimer, & que vous ne connoissez pas mieux que moi, c'est être furieusement* A COURT *de bonnes raisons. Il sera tems, ce me semble, de partir d'après ce chapitre quand nous le lirons, & que nous verrons ce qu'il contient.* Ce chapitre a paru; vous l'avez lu; vous y avez vu la confirmation de ce que je vous avois annoncé. Cela suffira-t-il enfin pour vous mettre *A COURT de bonnes raisons?*

Je pourrois vous prouver que M. de Buffon n'étend pas aussi loin que vous l'avez dit le terme de la grossesse. Mais je me contente, pour éviter une plus longue discussion, de vous répéter que dans une lettre, postérieure de bien des années aux premiers volumes de son histoire naturelle, il écrit en termes positifs à M. Louïs. *Je n'ai garde d'étendre le terme de l'accouchement naturel aussi loin qu'il le faudroit pour que l'enfant de votre dame appartînt au mari.* Que me faut-il de plus pour me prévaloir du sentiment de M. de Buffon?

M'occuperois-je de défendre Tardin contre les lieux communs que vous opposez à sa dissertation? Je vous l'ai citée, non comme un ouvrage assez nouveau pour contenir une théorie conforme à celle de la physique moderne: & vous avez pris une peine bien inutile lorsque vous vous ètes efforcé de le tourner en ridicule. J'avois fixé les regards du lecteur sur l'espace compris entre les pages 16 & 22, où cet ingénieux auteur dévéloppe avec la justesse la plus exquise le sens d'Hippocrate sur le terme de la grossesse, & de manière à ne pas laisser prise à la plus légère contradiction. Aussi vous gardez-vous bien de critiquer, ni même d'effleurer ce morceau. Vous attaquez l'auteur sur des choses qui y sont entièrement étrangères: & vous ne me faites pas même grace d'une de ces charmantes saillies qui, comme des semences dans leur sol natal, germent, croissent & se multiplient avec le plus heureux succès dans votre imagination.

Que dans un tems où l'on est enfin parvenu à secouer le joug des anciennes erreurs, un médecin, qu'au ton de supériorité qu'il affecte on prendroit pour le maître de ses contemporains s'avise de tirer de la poussière, & de faire réimprimer une production si bien faite pour l'obscurité qui la couvroit; qu'il ose la présenter au public comme un ouvrage clair, simple, précis, concluant, en vérité l'on seroit tenté de croire que c'est dérision toute pure, si tout ce qu'on a vu jusqu'à-présent ne nous dévoiloit la véritable cause d'une pareille singularité.

Pour ne rien dire ici des personnalités qui me regardent, & les couvrir du mépris qu'elles méritent, je me bornerai à vous demander s'il est raisonnable d'imputer à Tardin quelques erreurs de théorie, qui sont plutôt celles de son siècle que les siennes, qui n'ont aucun rapport à l'objet essentiel; & de ne pas tenir compte de l'explication très-nette qu'il a donnée du texte d'Hippocrate, qui est la seule chose intéressante; pendant que, d'une autre part, vous excusez avec chaleur les erreurs de Pline, de Cardan, de Spéroni, & de beaucoup d'autres, non-seulement en général, mais spécialement sur le fait des naissances tardives?

L'article d'Henningius Arnisæus (c'est vous qui parlez) *est un des plus curieux de votre prétendue consultation. Je me suis contenté dans la mienne de désigner cet écrivain par le seul nom* d'Henningius; *là-dessus vous ne manquez pas de me tracasser, & comme le sujet en vaut bien la peine, vous y revenez à deux fois. Il faut convenir que c'est une action bien répréhensible de n'avoir pas ajouté le nom* d'Arnisæus, *dont on n'a que faire à celui* d'Henningius, *qui désigne suffisamment notre auteur. Les mal-appris, qui se contentent d'appeller l'Hippocrate latin du seul nom de* Celsus, *apprendront par le malheur que j'ai d'éprouver votre animadver-*

ſion, à dire tout au long Cornelius Celſus: *car enfin, dans les choſes de cette importance, l'exactitude eſt d'une grande néceſſité.*

L'ironie convient ſans doute lorſqu'on a une occaſion favorable & un juſte ſujet de mettre à nud, d'une manière victorieuſe, le ridicule de ſon adverſaire. Quand elle eſt vive, délicate & bien fondée, elle anime, égaye & fortifie la critique. Elle pénètre le lecteur du plaiſir piquant de voir couvrir de confuſion le perſonnage qui a mérité ce traitement. Mais qu'il ſied mal de prendre un ton aigre, avantageux & railleur, lorſqu'on eſt dans le cas d'être ſoi-même fréquemment convaincu de ces fautes qui ſont tout à la fois humiliantes & riſibles! C'eſt, ou je me trompe, ce qui vous eſt arrivé au ſujet d'*Henningius-Arniſæus.* A quoi vous expoſez-vous, Monſieur, de me forcer à vous rappeller ici une bévue inexcuſable, & que la manière dont vous vous en défendez ne fait que mettre dans un plus beau jour? Ne vous ſouvenez-vous déja plus que M. Le Bas, ayant apperçu dans un répertoire le nom d'*Henningius-Arniſæus*, n'a ſçu mieux faire que de le diſſéquer en deux parts, comme une Polype? & de faire, par cette utile opération, deux auteurs d'un ſeul, en citant d'abord, à la page 42, *Henningius*, puis, à dix pages de-là, *Arniſæus?* & qu'afin que la choſe ne puiſſe échapper à perſonne, il réitère encore en un autre endroit la même manœuvre qui, ſi je m'en ſouviens bien, s'appelle en termes de chirurgie, une diærèſe? Pour vous, Monſieur, qui juſque-là aviez toujours copié reſpectueuſement les âneries de votre fidèle guide, dérogeant, par extraordinaire, en cette occaſion, à votre exactitude, & laiſſant *Arniſæus* à l'écart, vous n'avez employé qu'*Henningius.* Depuis que je vous ai pris ſur le fait, faute de pouvoir nier, vous prétendez aujourd'hui que *le seul nom* d'Henningius *désigne suffisamment l'auteur, de même que le nom seul de* Celsus *dispense de dire tout au long* Cornelius Celsus.

Voilà une défaite qui (je vous l'ai déja annoncé) loin de vous laver, vous barbouille bien davantage. Elle prouve que vous ne connoissez pas même encore le nom d'*Henningius*. Il suffit si peu pour désigner l'auteur, qu'il est commun à plusieurs autres. Il y a eu trois médecins qui l'ont porté, sçavoir, *Henningius-Witte*, *Henningius-Scheunemannus*, & *Henningius-Arnisæus* qui est le nôtre. Cela posé, Monsieur, le nom d'*Henningius*, ou *Henningus* (car on dit l'un & l'autre) étant évidemment un nom de famille, il s'ensuit que ceux de *Witte*, de *Scheunemannus* & *Arnisæus* sont, s'il m'est permis de le dire, des noms individuels & les seuls par lesquels on puisse distinguer les personnes qui les portent. Il ne suffit donc pas, comme vous le prétendez, d'employer le nom de famille; il faut que le nom individuel y soit joint. Ainsi alléguer, comme vous faites, que voulant désigner l'Hippocrate latin, l'on peut se contenter de dire *Celsus*, sans mettre *Cornelius-Celsus* tout au long, c'est plaider ma cause au lieu de la vôtre: car, dès qu'on entend parler d'un médecin, & que pour l'indiquer on emploie le nom de *Celsus*, l'on a tout dit: puisqu'on ne connoît aucun médecin que lui qui l'ait porté; il ne peut plus être confondu avec un autre. Mais employer le nom de *Celsus* tout seul, c'est faire précisément le contraire de ce que vous avez fait au sujet d'*Henningius-Arnisæus*. Si vous eussiez dit *Arnisæus* tout seul, cela suffisoit. Mais vous ne pouviez pas plus dire *Henningius* tout seul pour désigner notre auteur, que vous ne pouvez dire *Cornelius* tout seul pour désigner

Celse. L'erreur dans laquelle vous êtes tombé, à l'exemple de M. Le Bas, est donc très-réelle : & vous n'avez aucune ressource pour vous en disculper. Cette méprise, au reste, n'est digne que de risée. Mais elle en a entraîné une autre plus sérieuse. M. Le Bas ayant fait d'*Henningius* un protecteur des longues grossesses, puis un autre d'*Arnisæus*, on sçait bien qu'il ne vous en eût guère plus couté de copier la bévue toute entière, en convertissant, comme lui, ces deux moitiés de nom à votre profit. Vous avez bien voulu n'en employer qu'une. Mais, si cet acte de modération vous donne un degré de distinction sur votre camarade, vous reprenez bientôt le dessous, à force d'enchérir sur la manière dont il fait parler *Henningius-Arnisæus*. M. Le Bas se contente de le dire fauteur, en général, des accouchemens tardifs : au lieu que vous, Monsieur, à la page 24 de votre consultation, vous dites avec cette dignité imposante, & si propre à subjuguer ceux qui n'y regardent pas de près, *Avicenne étoit persuadé que l'accouchement d'une femme pouvoit être retardé jusqu'au quatorzième mois. Henningius l'a pensé de même, d'après l'autorité d'un si grand homme.*

Si ce prétendu grand homme a dit qu'on pouvoit accoucher *jusqu'au quatorzième mois*, & *qu'Henningius*, comme vous l'assurez, *l'ait pensé de même*, on peut, sans se donner pour un dialecticien bien subtil, en inférer que, selon vous, *Henningius* a pensé *que l'on pouvoit accoucher dans le quatorzième mois.* Mais on peut aussi conjecturer que, si *Henningius* n'a pas dit un seul mot de ce que vous lui prêtez, c'est qu'il n'en a rien pensé : & que, si définitivement il est prouvé qu'il a parlé d'une manière toute opposée, la vraisemblance de mon assertion ne laisse pas de prendre quelque degré d'accroiſſement. Enfin cette vraiſemblance ſe change en conviction, quand on voit qu'*Henningius-Arniſæus* s'exprime ainſi. *Si l'on a écrit que quelques enfans reſtent dans le ventre de leur mère paſſé le commencement du onzième mois, terme approuvé de tout le monde, comme ils ſont très-rares & n'ont point de cauſe dans la nature, on peut aſſurer qu'ils ne naiſſent pas naturellement, mais par forme de prodige.* Vous n'êtes plus tenté, j'en conviens, de ſoutenir aujourd'hui ce que vous aviez avancé dans votre conſultation, *qu'Henningius approuve les groſſeſſes de quatorze mois.* Mais, ce qui n'eſt ni plus vrai, ni plus raiſonnable, vous voulez, à toute force, qu'il admette les parts tardifs en général; & vous dites que, ſelon ſes paroles, *par forme de prodige ou autrement, il n'en eſt pas moins vrai qu'ils naiſſent.* Vous ſortez encore ici de la queſtion, qui ne conſiſte point à ſçavoir *s'il naît des parts retardés par forme de prodige ou autrement;* mais ſi, dans le cas où ils naîtroient, *Henningius-Arniſæus* les admet, ou non. Or vous devez voir qu'il ne le fait pas: car dire que, *s'il en naît, on ne leur connoît aucune cauſe dans la nature, & qu'ils naiſſent par forme de prodige*, autant vaut, pour un homme ſenſé, dire qu'ils ne naiſſent point du tout. Hors les miracles qui ſont de foi, connoît-on des prodiges dans la nature? ou, ce qui revient au même, des effets ſans cauſe? &, pour un homme qui raiſonne, chaque effet n'a-t-il pas ſes cauſes phyſiques? Après avoir ſecouru, par cette explication, votre jugement & votre bonne foi, ſeroit-ce ſi mal-fait d'aider auſſi un peu votre mémoire? Vous avez laiſſé à l'écart la meilleure partie de ce que je vous avois cité d'*Henningius-Arniſæus*, & celle ſur-tout où ſon ſentiment ſe développe davantage. Il dit *que,*

tout

tout examiné avec attention, entre Ariſtote & Hippocrate, il ne ſe trouve pas la plus légère contradiction, que le premier d'accord avec le ſecond ne dit pas que le commencement du onzième mois ſoit un terme commun pour toutes les femmes, mais que quelques-unes l'atteignent, c'eſt-à-dire, *accouchent au commencement du onzième mois, & qu'Hippocrate démontre la même choſe dans ſes livres ſur le fœtus de ſept & ſur celui de huit mois, en diſant que le fœtus de dix mois & celui de onze mois ſont au même terme.* Vous devez voir clairement à-préſent que notre auteur eſt bien éloigné d'incliner pour les accouchemens tardifs; &, à plus forte raiſon, vous devez être plus ſur que jamais qu'il ne parle pas d'accouchemens *après quatorze mois de groſſeſſe.* Que n'avez-vous conſulté plutôt la comédie du Légataire, où *Criſpin*, ſous l'habit d'une veuve qui parle de la mort de ſon mari, s'exprime ainſi :

Le cœur tout gonflé d'amertume,
Quatorze mois après, j'accouchai d'un poſthume.

Peut-être auſſi eſt-ce *Criſpin* au lieu *d'Henningius* que vous aviez deſſein de citer, & que la reſſemblance des noms vous aura trompé, comme il vous eſt arrivé lorſque vous avez mis *Weſtingius* pour *Blaſius*, & *Dodonæus* au lieu de *Hertogius*.

Ici finit la longue liſte des auteurs pour & contre ſur laquelle j'ai été obligé de me traîner, pour vous montrer que le nombre de ceux qui ſont oppoſés aux longues groſſeſſes, ſurpaſſe beaucoup celui des partiſans de l'opinion contraire. Si vous voulez maintenant en faire avec moi un partage équitable, de cinquante ſur leſquelles vous fondez vos prétentions, vous devez retrancher d'abord Ariſtote, Galien, Varron, Riolan, Fontanus, Langius, Bergerus, Deuſingius, Gœlike, Alberti, Teichmeyer,

Zacchias, Harvée, Perdulcis, Ortolobius, Amatus Lusitanus, MM. Wanswieten, Haller, de Buffon & Senac : ce qui réduit d'abord votre liste à trente : & si, de ce nombre, vous voulez bien permettre que l'on ôte aussi tous ceux qui sont équivoques ou de bas aloi, comme Cardan, Avicenne, Pierre d'Apône, Spéroni, Panthot, La Motte & autres de cette espèce, à peine vous en restera-t-il dix. Je vous en ai opposé, y compris Hippocrate, Aristote & Galien, cinquante-six, auxquels je puis joindre encore Akakia, Peissonnel, Streitter, Valeriola, Costæus, Horstius, Pinæus, Axtius ; & pour autorités légales celles d'Ulpien, Alciat, Barthole, Cujas, Godefroy, A Carranza, d'Expilly, Mainard, Montanus, la loi des douze tables, celle du digeste, la novelle 39, deux arrêts du Parlement de Paris (*), un de celui de Rouen, un article de la coutume de Beauvoisis ; ce qui fait en tout quatre-vingt autorités. Avois-je donc si grand tort de dire que les autorités pour les longues grossesses faisoient le très-petit nombre, & aviez-vous tant de raison de marquer votre étonnement de ce que *des gens remplis de sçavoir & de probité* EUSSENT POUSSÉ L'INATTENTION DANS UNE MATIÈRE GRAVE *jusqu'à dire, que ce sentiment qui admet les longues gros-*

(*) Je n'ai cité dans ma consultation que l'arrêt concernant la veuve Marsille. Depuis ce tems il y en a un autre. Aléxis Niquet, âgé de 60 ans, épouse Elisabeth de Vélléne qui n'en avoit que trente. Niquet meurt 2 mois après son mariage. La veuve accouche un an 7 jours après la mort de son mari. La question d'état portée au baillage de Mondidier, l'enfant, par sentence du 21 juin 1765, est déclaré illégitime : & cette sentence a été confirmée par arrêt de grand'chambre du 5 janvier 1768, sur les conclusions de Monsieur Barentin avocat-général.

ſeſſes, ne peut être attribué qu'à un petit nombre de médecins : erreur qui ne leur eſt échappée que parce que diſtraits par les occupations les plus multipliées & les plus importantes, ils n'ont pu ſuivre ces détails avec toute l'exactitude dont ils ſont capables ?

A ce bizarre mêlange d'outrages & de complimens, vous exigez que l'on reconnoiſſe *le ton d'un homme juſte & honnête, qui loue volontiers ce qu'il trouve d'eſtimable, même chez ceux qui penſent autrement que lui.* Conſidérez cependant, Monſieur *l'homme juſte & honnête* (ou du moins qui vous qualifiez ainſi) que *l'inattention en matière grave* eſt une faute des plus conſidérables que l'on puiſſe commettre. Manquer d'attention dans une affaire où il s'agit en général de l'ordre des ſucceſſions, & en particulier, de l'intérêt, de l'honneur d'une mère, de la fortune & de l'état d'un enfant; dans une affaire où nous ſommes preſque juges, c'eſt-à-dire, dont notre déciſion peut déterminer le ſort, c'eſt nous rendre coupables, ſi-non d'un crime, du moins d'une faute qui peut en avoir les effets. Si vous avez des raiſons pour regarder ce reproche comme léger, je me crois bien fondé à penſer différemment. Ne croyez pas avoir tempéré la violence de l'outrage, en plaçant à côté quelques traits de louanges, & n'en exigez pas de reconnoiſſance. A qui perſuaderez-vous que les éloges, même les plus flatteurs, puiſſent ſervir de contrepoids à une inſulte de cette eſpèce ? De la part d'un autre je m'en tiendrois pour honoré : mais de celle de la perſonne qui ne me les adreſſe que pour ſe faire un prétexte de m'inſulter, je les regarde comme une offenſe de plus. Ceſſez, encore une fois, de me dire que *je ſuis le ſeul à qui il ſoit venu dans l'eſprit de trouver dans vos paroles autre chose que des ménagemens peut-être poussés trop loin pour une personne qui avoit si peu respecté la vérité.* On reconnoîtra sans peine que dans ce propos il y a beaucoup plus que de la hardiesse : & l'on verra avec étonnement, qu'ayant foulé tant de fois aux pieds la vérité, comme je vous en ai pleinement convaincu, vous osez m'accuser de l'avoir *peu respectée*, pendant que j'ai mis toute mon attention à ne m'en pas écarter. L'on verra enfin, avec un sentiment plus fort que celui de la surprise, que vous qui me taxez sans sujet *d'inattention en matière grave* vous avez traité la question avec la légèreté la plus scandaleuse, que vous avez tantôt nié, & tantot affirmé avec l'assurance la plus hautaine & la plus opiniâtre, les choses que vous sçaviez le moins, & dont vous n'avez pas daigné seulement prendre le soin de vous instruire. Un devoir indispensable m'a forcé à révéler vos erreurs, vos négligences, vos supercheries, & celles de Monsieur votre camarade. Quoique j'aie donné, tant à vos fautes qu'aux siennes, les noms les plus doux, votre amour propre s'est tellement effarouché de ces petites humiliations que vous ètes tous deux entrés dans des mouvemens de colère que vous n'avez pu retenir.

Nihil est audacius illis
Deprensis. Iram atque animos à crimine sumunt.

Je le pardonne à M. Le Bas, qui se traite assez équitablement pour ne se vanter de rien. Mais vous, Monsieur, qui vous donnez bonnement pour si *juste* & si *honnête*, pourquoi n'avoir pas tiré parti de ces précieuses qualités que vous vous connoissez ? Que ne rentriez-vous en vous-même ? que ne disiez-vous, par exemple ?

“ Monsieur Le Bas, contristé de voir son écrit

„ mal accueilli du public, implora mon assistance. „ Nous fîmes, lui & moi, un petit traité, par le-„ quel je m'engageai à lui composer cet écrit au-„ xiliaire, qui se voit aujourd'hui plaqué derrière „ le sien, comme un lambeau de grosse toile que „ l'on colle derrière une vieille image qui va tom-„ ber en loques. Mais le travail & la lecture me dé-„ plaisent d'autant, que j'ai une imagination vive „ & fougueuse qui me fournit abondamment, & „ même avec superfluité, toutes les choses de spé-„ culation. Ce précieux talent me tient lieu des „ connoissances positives qui ne s'acquièrent qu'à „ force de travail, & me dispense de les acquérir. „ J'ai trouvé dans l'écrit de M. Le Bas des points „ de doctrine tout établis tant bien que mal. Je „ les ai paraphrasés de mon mieux. J'ai sçu leur „ donner du volume, des couleurs, & sur-tout „ beaucoup de légèreté. Je les ai soufflés, en un „ mot, comme l'on fait des bouteilles de savon. Il „ m'a fourni beaucoup de noms d'auteurs, dont je „ ne connoissois pas plus que lui les ouvrages. J'ai, „ à son imitation, estropié beaucoup de ces noms; „ &, comme lui, j'ai fait dire aux auteurs beau-„ coup de choses auxquelles ils n'ont jamais pensé. „ J'ai copié fidèlement ses bévues : enfin j'en ai „ ajouté un bon nombre de nouvelles. „

Plutôt que de vous emporter comme un petit dragon, que ne me parliez-vous avec cette sincérité! J'eusse dit sur le champ... *Il a raison* : & la dispute étoit terminée; au lieu qu'elle ne l'est point encore. Il me reste à toucher quelques points qui, quoiqu'étrangers à la doctrine, n'en sont pas moins intéressans. Ils roulent sur le procédé : & c'est pour cela que je les rassemble ici sous un même point de vue.

Le premier regarde cette fameuse histoire de

trois parts de treize mois rapportée par Heifter ; & réduite en differtation par M. Wagner fon difciple. Après en avoir donné le précis exact, & expofé les raifons qui me la font rejetter, j'ai dit... *Quoi la femme de Meifner, après avoir, pendant fon premier mariage, porté fes enfans le tems ordinaire, c'eft-à-dire, neuf mois, en aura porté trois confécutivement pendant treize mois après la mort de fon premier mari!* Vous remarquez à ce fujet que le premier mariage de cette femme n'ayant duré que cinq mois, il n'eft pas poffible que, dans cet intervale, elle ait porté plufieurs enfans confécutivement pendant neuf mois. Une critique de cette fineffe ne peut que faire beaucoup d'honneur à votre difcernement : mais que j'ai lieu de craindre que le reproche odieux dont vous l'affaifonnez n'en faffe pas autant à votre candeur! *Le lecteur*, dites-vous, *pourra-t-il fe perfuader que celui qui tombe dans de pareilles bévues ofe (quand avec les ménagemens les plus étudiés on traite d'inattention* UN FAUX MANIFESTE QU'IL A COMMIS*) ofe, dis-je, ripofter d'un ton altier*, &c.

Qui pourra concilier ces paroles avec *ce ton de modération & de politeffe* qu'à la page 273 de votre écrit vous avouez modeftement *que tout le monde reconnoît en vous?* Qu'il me foit au moins permis, Monfieur, en ma qualité d'accufé DE FAUX, de n'être pas, pour ce moment, de l'avis *de tout le monde*! Vous me faites valoir bien cruellement LES MÉNAGEMENS ÉTUDIÉS que vous prétendez avoir pour moi. Penfez cependant que le fentiment qui porte à ne pas faire tout le mal qu'on fe croit en droit de faire, eft proprement la clémence des tyrans. Ce trait vertueux, dont vous prétendez vous faire honneur, me rappelle (abſtraction faite de tout terme injurieux) ce que Ciceron dit des brigands. *Quod verò aliud eſt beneficium latronum, niſi ut commemorare poſſint iis ſe vitam dediſſe quibus non ademerint?* ce qui fait certainement une belle matière à ſe vanter pour ceux à qui leur conſcience rend témoignage d'une ſi louable modération. Je ne vous cacherai cependant point que votre bienfait, quelque prix que vous prétendiez y attacher, excite fort médiocrement ma reconnoiſſance. Ce n'eſt pas que je veuille nier qu'après avoir mis en fait que le premier mariage d'une femme n'a duré que cinq mois, il eſt abſurde de ſuppoſer qu'elle ait, dans cet intervale, porté conſécutivement pluſieurs enfans pendant neuf mois. Mais auſſi plus l'abſurdité d'une telle ſuppoſition eſt révoltante, & plus il eſt évident qu'elle ne peut être que l'effet d'une diſtraction. J'étois, quand je compoſai ce morceau, épuiſé de fatigues & de veilles, mes yeux ſe fermoient malgré moi. J'envoyai la feuille à l'impreſſion. Le ſurlendemain je corrigeai l'épreuve ſans appercevoir ma faute. Mais, quand mon ouvrage fut achevé d'imprimer, je le relus de ſuite, & ne fus pas moins choqué que vous avez pu l'être d'y trouver cette faute que vous avez la barbarie de traveſtir en crime *DE FAUX*. Vingt exemplaires à peine étoient répandus. J'arrêtai la diſtribution &, dans le Journal des Sçavans pour le mois de juin ou juillet 1765, je fis avertir ceux qui ſeroient tombés ſur les premiers exemplaires, que la page 65 contenoit une faute de diſtraction, en les priant de ne la pas imputer à l'auteur, attendu qu'elle alloit être corrigée par un carton. Cette annonce vous fut connue dans le tems, ſi ce n'eſt par le journal que vous ne liſez guère, ce fut au moins par le moyen de quelques-uns de nos confrères.

Vous demandâtes (autant que je puis croire) le carton; on vous le donna. Mais vous n'en tintes aucun compte, quoique votre réponſe n'ait paru qu'un an entier après. Dès que ce brillant chef-d'œuvre vit le jour, on vous reprocha de m'avoir, contre le cri de votre conſcience, imputé à crime *DE FAUX* une faute de diſtraction, la ſeule qui ſe trouve dans un ouvrage aſſez étendu, une faute reconnue, avouée & corrigée auſſitôt que faite; & il y a actuellement quatre ans & plus que vous laiſſez ſubſiſter cette calomnieuſe imputation, malgré la certitude très-poſitive où vous ètes que je ſuis fort éloigné de l'avoir méritée. Comment la belle proteſtation que vous faites, page 243, *de déteſter le menſonge & l'erreur*, s'accordera-t-elle avec un tel procédé? Qu'il eſt étrange, Monſieur! J'ai beau me travailler l'eſprit pour lui chercher un nom convenable. Heureuſement pour vous, je n'en connois point de juſte qui ſoit honnête; & malheureuſement pour moi, je n'en trouve point d'honnête qui ſoit juſte. Ce n'eſt pas là la ſeule occaſion où la beauté de votre ame ſe dévéloppe avec avantage. Elle brille pour le moins autant dans le ſujet que je vais toucher.

Vous avez bien ſenti que vous n'aviez que trop donné lieu à tous les points de critique que j'ai traités. Comme il ne vous reſtoit que des injures à m'oppoſer, & nul fondement à me les dire, il vous a fallu, à toute force, y trouver des prétextes. Dans ce deſſein vous avez forgé le petit roman contenu dans la note que l'on voit à la ſeconde page de votre écrit. C'eſt une précaution oratoire qui vous étoit utile pour donner au lecteur une impreſſion auſſi favorable de vous, que déſavantageuſe de moi. Quoique je ſente tout le déplaiſir dont un père honnête & tendre doit être affecté à l'aspect d'un vaurien de fils qui le déshonore, ma justification exige que je vous présente cette créature mal née, quelque impression désagréable que puissent en souffrir les entrailles paternelles. Le voici ce fils né pour la honte & l'opprobre de Monsieur son père.

Quelque tems après qu'on eut imprimé ma consultation, m'étant rencontré chez un malade avec M. Bouvart, ce médecin me demanda s'il étoit vrai que j'écrivisse contre lui. Je lui répondis, que je n'avois pu me dispenser d'écrire, non contre lui, mais seulement contre ce qu'il avoit publié touchant la prétendue illégitimité des naissances tardives; mais qu'en le faisant je m'étois efforcé d'éviter tout ce qui auroit pu le choquer; que j'avois même poussé l'attention jusqu'à ne le point nommer dans mon ouvrage; qu'au reste j'avois eu très peu de tems pour le composer, qu'en conséquence je n'avois pu peser toutes mes expressions comme je l'aurois souhaité; & que, si par hazard il s'en trouvoit quelqu'une qui ne lui fût pas agréable, je le priois de me l'indiquer, que me proposant de faire réimprimer ma consultation, (plus de six mois avant qu'elle parut) *je lui donnerois toute la satisfaction qu'il pourroit desirer dans l'édition nouvelle.... Ce discours a été tenu en présence de M. Bourgarel chirurgien, & c'est d'après ce procédé que M. Bouvart écrit pour me dire les choses les plus dures & les plus désobligeantes.*

Avant de vous rien dire de bien précis, Monsieur, touchant le dégré de confiance que l'on doit prendre dans ce récit, je ne puis résister au besoin de vous représenter que la vraisemblance n'y est pas très-soigneusement observée.

Premièrement pourquoi me dire *que vous n'avez pu vous dispenser d'écrire contre moi* ou, si vous voulez, *contre mon ouvrage?* puiſque ni la partie, ni ſes parens, ni ſes amis ne vous avoient requis de le faire; que les juges ne vous avoient point ordonné de donner votre avis: & que c'eſt de votre propre aveu, à la prière de M. Le Bas que vous avez pris la plume.

En ſecond lieu quelle obligation prétendez-vous que je doive vous avoir de ce que vous avez *pouſſé l'attention juſqu'à ne me pas nommer*, dès que (ce qui revient au même) vous avez cité mes paroles auxquelles il eſt impoſſible que je ne ſois pas reconnu?

Troiſièmement eſt-il bien vrai *que vous vous ſoyez efforcé d'éviter tout ce qui auroit pu me choquer?* Franchement (ſoit dit en paſſant & ſans vous déplaire) je n'aime pas qu'un homme ſoit obligé *de ſe tant efforcer* pour s'abſtenir de mal faire. Il faut que le penchant que vous avez à injurier les perſonnes ſoit bien violent, puiſque, malgré les *efforts* que vous prétendez avoir faits ſur vous-même, vous n'avez ceſſé de m'inſulter. Ce qui me fait douter davantage de la ſincérité de votre proteſtation, c'eſt que vous ajoutez que, *faute de tems, vous n'avez pu peſer toutes vos expreſſions*, comme ſi un homme *honnête* (ou qui du moins ſe donne pour tel) avoit beſoin de plus de tems pour parler poliment, que pour dire des injures.

Vous ajoutez enfin que, *dans le cas où il ſe trouveroit des expreſſions qui me dépluſſent, ſur l'indication que je vous en donnerois, vous les corrigeriez dans une autre édition.* Mais, quand vous prétendez m'avoir fait ces gracieuſes promeſſes, la première édition n'étoit pas ſeulement commencée. C'étoit alors le tems, ou jamais, de me donner lecture du manuſcrit, afin de vous mettre en état, ſur mes obſervations, de faire les corrections que j'aurois cru convenables. Voyez donc, Monſieur, voyez juſqu'à quel point toutes ces fictions ſont mal ourdies & inconſéquentes. Il ne ſuffit pas de fabriquer des romans. Il faut que la vraiſemblance y ſoit obſervée. Mais dans les récits ſérieux on doit ſur-tout éviter le menſonge, & n'y mettre que des vérités. Ce n'eſt pas que, dans toute votre note, j'apperçoive rien *de contraire à l'ordre moral* de votre conduite. Une ſeule choſe me rend ſtupide à force d'étonnement, c'eſt que vous ayez la noble aſſurance de citer, comme témoin de votre prétendue converſation avec moi, un très-honnête homme (M. Bourgarel) à qui, dans la vue de ſonder ſes diſpoſitions, vous fîtes part verbalement de la note que vous alliez imprimer. Il vous exhorta *à ne point rendre publique cette fiction, ajoutant qu'il ne pourroit avec vérité en confirmer le contenu, s'il étoit requis de le faire.* Vous avez eu l'imprudence de mépriſer un avis ſi ſage, & de paſſer outre. Voyez à quoi vous vous ètes expoſé. Je l'ai prié de m'écrire ce qu'il avoit entendu de votre converſation avec moi: & voici ſa réponſe.

Ce 29 Décembre 1766.

Monſieur,

Je me ſouviens très-bien de m'être rencontré chez un malade avec vous & M. Petit, & que vous lui demandâtes, s'il étoit vrai qu'il écrivît contre vous? Il vous répondit que non; qu'il combattroit votre opinion, mais le feroit de telle manière que vous ne pourriez vous en plaindre. Voilà très-exactement ce qui a été dit, & pas plus. ET PAS PLUS! *Je profite de cette occaſion, &c.*

Signé *Bourgarel.*

Il eſt donc bien démontré, Monſieur, qu'entre votre note & la lettre de M. Bourgarel, dont je conſerve l'original, s'il y a quelque conformité, elle n'eſt pas tout-à-fait auſſi complette, qu'il ſeroit à ſouhaiter pour votre honneur. C'eſt une petite tribulation qu'il vous faut eſſuyer, & qui malheureuſement n'eſt pas la ſeule de cette eſpèce que vous ayez à ſouffrir. Je vous en annonce une ſeconde du même goût, qui ſera ſuivie d'une troiſième.

Il s'agit d'abord d'une autre note très-ample qui ſe trouve aux pages 267, 68, 69 & 70 de votre écrit, à laquelle a donné lieu le dernier article de ma conſultation, page 134. J'y expoſe que M. Bourdelin qui n'avoit deſſein d'atteſter que *la poſſibilité des longues groſſeſſes* a été ſurpris de trouver ſon nom au bas de votre conſultation, vu qu'elle atteſte non-ſeulement *leur poſſibilité*, mais encore *leur réalité*, & en outre *que la choſe eſt invinciblement démontrée & pluſieurs fois arrivée.* J'ajoute que M. Bourdelin a été de même étonné de voir que votre ouvrage imprimé étoit d'une étendue plus que double du manuſcrit que vous lui aviez lu, & d'y trouver beaucoup de choſes dont ce manuſcrit ne faiſoit aucune mention, & qu'il n'eut jamais ſignées s'il en eût eu connoiſſance. Je finis par avertir que je n'avance toutes ces choſes que de ſon exprès conſentement. *Faute de tems*, dites-vous pour excuſe, *je n'avois pu écrire que la moitié de ma conſultation, & dreſſer un cannevas du reſte. Je fis lecture de ces deux pièces à mes conſultans. Pour ne pas revenir à une ſeconde aſſemblée, on dreſſa une concluſion conforme à celle que j'ai fait imprimer. Monſieur Bourdelin la ſigna, les autres le firent enſuite.* Vous prenez de-là occaſion de me demander *comment M. Bourdelin peut être ſurpris de trouver ſon nom au bas d'une concluſion, où il l'a mis en préſence de quinze perſonnes qui ſont toutes prêtes à l'atteſter?* L'objection, Monſieur, change ici, comme preſque toujours, de nature entre vos mains. Ce n'eſt point de voir ſon nom où il l'a placé que M. Bourdelin eſt ſurpris de le voir, c'eſt-à-dire, ſur la pièce originale. C'eſt de le voir au bas de votre conſultation imprimée où il ne doit pas être. En effet, d'après vous-même, Monſieur, M. Bourdelin n'a du ſigner, ni ſigné en effet, que la concluſion en original, laquelle contient environ douze lignes. Pourquoi donc, je vous prie, paroît-il, par l'ouvrage imprimé, que vous, M. Bourdelin & tous les autres, avez ſigné, non pas la concluſion ſéparément, mais l'ouvrage entier? puiſque ces deux pièces ne ſe trouvent nullement ſéparées comme elles devroient l'être. La concluſion fait corps avec la conſultation, & n'en eſt diſtinguée ni par des caractères différens, ni par un titre qui ſoit à la tête, ni en un mot par aucune marque qui puiſſe faire connoître que la conſultation eſt votre ouvrage, & que la concluſion eſt cenſée celui des conſultans. Il eſt donc évident, même d'après les aveux que vous faites, que cette concluſion, que M. Bourdelin & les autres conſultans avoient ſignée ſeule en original, vous l'avez jointe depuis au bas de votre conſultation qui (vous en convenez) n'étoit encore qu'informe, & que vous avez amplifiée depuis à votre aiſe, ce qui revient au même point, que ſi vous aviez eu les ſignatures en blanc. C'eſt l'uſage, ou, pour parler plus correctement, l'abus que vous avez fait de ce blanc que Monſieur Bourdelin vous reproche. Et vous avez la témérité de me demander en quoi conſiſtent les additions que vous avez faites à ſon inſçu? & de me dire que, *s'il y en avoit eu*, *je n'aurois pas manqué de les indiquer*. Il y en a, Monſieur, & même un grand nombre, ne fut-ce que les traits injurieux qui me regardent. Ce ſont entr'autres ces choſes que M. Bourdelin déclare qu'il n'eut jamais ſouſcrites, s'il en avoit eu connoiſſance. Je vous défie de lui ſoutenir qu'elles fuſſent contenues dans aucunes des pièces que vous lui avez lues en original. C'eſt principalement ſur ces choſes, ſans compter pluſieurs autres, que porte le déſaveu de Monſieur Bourdelin. Il étoit tout naturel, qu'avant de me répondre vous lui demandaſſiez s'il approuvoit effectivement le déſaveu que je vous annonçois de ſa part. Vous avez bien prévu que vous n'obtiendriez pas de lui une réponſe plus ſatisfaiſante que celle de Monſieur Bourgarel ; &, pour vous tirer de ce pas difficile, vous n'avez rien imaginé de mieux que de faire retomber ſur moi toute la dureté de votre mauvaiſe humeur, en m'accuſant d'avoir compromis Monſieur Bourdelin, & de lui avoir mis dans la bouche *des propos qu'il n'a jamais tenus* : d'où vous concluez, *qu'il vaut mieux m'avoir pour ennemi que pour ami*, *qu'au premier titre je ne ſuis pas fort à craindre*, & *que mon amitié eſt bien plus à redouter*. A ce compte, jouiſſez donc, Monſieur, de toute mon inimitié, pour vous mettre l'eſprit en repos ; & comptez d'ailleurs que vous n'aurez jamais rien à craindre de mon amitié. Il y a plus de trente ans que Monſieur Bourdelin m'a accordé la ſienne, qui eſt pour moi d'un prix ineſtimable, & qu'il a bien voulu accepter la mienne dont il n'a juſqu'ici ni reconnu, ni redouté, ni éprouvé le danger. Quand j'ai imprimé qu'il déſavouoit les choſes que vous lui avez fait ſigner par ſurpriſe, c'eſt qu'il m'a autoriſé à le faire. Le *démenti* vient encore, faute d'autre reſſource, à votre ſecours.

en cette occasion. *Voilà peut-être*, dites-vous, *l'allégation la plus fausse... Mais laissons au lecteur à déterminer la qualification qu'elle mérite. Elle sera certainement plus forte que celle que je me serois permis d'employer.* Voilà une réticence qui condamne mon *allégation* à une épithète bien terrible, si le mot de *fausse* est plus doux que celui que vous vous *seriez permis d'employer.* Il ne m'est pas difficile d'appercevoir, cela posé, qu'il ne reste plus pour le lecteur que celui *d'impudente*, ou *d'effrontée.* Mais je doute que son expression aille jusqu'à cet excès d'énergie quand il verra ces dix lignes dictées par l'honneur & la véridicité même.

J'atteste que le dernier article de la consultation de M. Bouvart, sur une naissance tardive, qu'on trouve à la page 134, qui commençe par ces mots L'un des docteurs, *& qui termine l'ouvrage, ne contient rien que de vrai : qu'il n'y a été mis que de mon exprès consentement, & que je l'ai vérifié sur le manuscrit de l'auteur, & sur un exemplaire après l'impression. A Paris le 10 mai 1769.*

Signé *Bourdelin.*

Que vous reste-t-il maintenant à desirer pour être très-formellement démenti par MM. Bourgarel & Bourdelin ? Il est à croire que vous ne vous tirerez pas plus glorieusement du faux pas où vous vous êtes engagé, page 95, en poussant la hardiesse, pour ne rien dire de plus, jusqu'à me taxer d'avoir, dans la cause que j'ai défendue, *prostitué ma plume pour un vil intérêt.* Je méprise toutes les autres injures qui, dans l'endroit cité, servent d'accompagnement à cet insultant brocard. *Spreta exolescunt : si irascare agnita videntur.* Mais je ne puis être insensible à ce qui touche l'honneur. Avez-vous perdu toute retenue pour me reprocher un sentiment de bassesse que vous avez pris sans doute dans votre cœur, faute de pouvoir le trouver dans le mien où il n'exiſte jamais? De quel droit prétendez-vous pénétrer dans mes plus ſecrètes penſées, pour y chercher le motif d'une accuſation ſi outrageante, & de quel front oſez-vous en conſommer l'indignité par la publication que vous en faites? Ai-je, dans tout le tems de ma vie, rien fait qui puiſſe ſeulement me rendre ſuſpect de la baſſeſſe que vous avez la lâcheté de m'imputer? C'eſt ce que je vous défie, en face, de me prouver. J'ai un grand avantage ſur vous, Monſieur, quand la paix de ma conſcience à cet égard, quand ma conduite, & (j'oſe le dire) ma réputation m'autoriſent à me faire un jouet d'un accuſateur de votre trempe. Quand je n'aurois que ces moyens de défenſe c'en devroit être aſſez pour vous couvrir de honte, ſi vous ſçaviez rougir d'une mauvaiſe action. Mais tout cela ne feroit encore qu'une préſomption en ma faveur. Si la conduite que j'ai tenue avec mes parties opère la conviction nette & claire de votre impoſture, quel fruit en aurez-vous recueilli que la confuſion d'avoir inutilement tenté de me diffamer? Il faut donc vous rendre compte de la manière dont j'en ai uſé: &, ſi votre ame eſt capable de quelque mouvement de repentir, c'eſt à vous de donner à ce ſentiment le moyen de naître, en écoutant le récit de choſes qui n'étoient pas faites pour tranſpirer, mais que l'intérêt de ma juſtification ne me permet plus de tenir cachées.

Lorſque la première de mes deux conſultations fut achevée, je la remis à un magiſtrat, parent de ma partie, chargé de la retirer. Il me pria de fixer mon honoraire, ce que je refuſai de faire. Ce refus ne le rebuta pas. Il me fit inſtance ſur inſtance, mais je ne m'y rendis point. Il finit par me préſenter

ſenter une ſomme modique que j'acceptai. La ſeconde conſultation, beaucoup plus étendue que la première, m'avoit engagé à des recherches fort longues, fort pénibles; & le fruit de ce travail devoit être proportionné. Monſieur Du Pleſſix, l'une de mes parties, me manda qu'il avoit chargé Monſieur l'abbé ſon frère, alors réſident à Paris, du ſoin de me marquer ſa reconnoiſſance, & me pria, en même tems, de diriger l'impreſſion de mon ouvrage. Je lui récrivis que, chargé comme il l'étoit d'une nombreuſe famille avec une fortune médiocre, je craignois de le déranger, & n'accepterois point l'offre qu'il me faiſoit, pour ne pas lui ôter la commodité de ſuivre un procès diſpendieux: que, s'il le perdoit, je le tenois quitte de mon honoraire, & des frais de l'impreſſion qui, par l'événement ſe ſont montés aſſez haut; mais que, dans le cas où l'affaire ſeroit jugée en ſa faveur, ſa fortune prenant un accroiſſement fort conſidérable, je ne ferois plus de difficulté de recevoir le rembourſement de mes avances pour l'impreſſion, ni l'honoraire qu'il m'offriroit, & que je le laiſſerois toujours le maître de régler. Quoiqu'il n'y ait point encore eu de jugement en dernier reſſort, un événement inattendu (la mort de la mère & celle du poſthume qui a ſuivi de près) a mis, il y a près de quatre ans, mes parties en poſſeſſion des fonds fort conſidérables qui faiſoient l'objet du procès, & par conſéquent dans le cas de cette augmentation de fortune où je m'étois permis de recevoir mon honoraire, & le rembourſement des frais de l'impreſſion qui vont à près de huit cens livres, dont j'ai tiré quittance de l'imprimeur. Quoique cette pièce me donnât un droit très-légitime de pourſuivre le rembourſement de mes avances, & qu'il ne me fût pas défendu de demander mon honoraire, il y a actuellement quatre ans que je n'ai reçu de nouvelles de mes parties, & que je ne leur en ai donné des miennes. Parlez, Monsieur, parlez donc & dites-moi si vous voyez rien dans toute cette conduite qui puisse vous autoriser à m'accuser, d'une manière aussi publique que vous l'avez fait, de n'avoir entrepris leur défense que *poussé par un vil intérêt?* Pour vous interdire jusqu'à la ressource du *démenti* que vous prodiguez à tout propos, lisez ce fragment de la dernière lettre que j'ai reçue de M. Du Plessix, du 16 aoust 1765, & qui prouve l'exacte vérité du récit que je viens de vous faire, puisqu'il y est entiérement relatif.

Monsieur,

C'est avec chagrin que je vois que vous persistez à vouloir différer le paiement de vos honoraires, pour votre dernier & foudroyant ouvrage. Si mes facultés répondoient à ma reconnoissance, je serois plus content que je ne suis, Monsieur; mais, quelle que soit ma situation, je veux que vous soyez satisfait, & que nous perdions ou que nous gagnions que vous soyez dédommagé de votre travail, autant qu'il est en nous de vous dédommager d'un tems aussi précieux que celui que vous avez employé à nous défendre.

Signé *Du Plessix.*

à Hennebond, du 16 aoust 1765.

Vous m'aviez mis en droit, par votre outrageante & calomnieuse imputation, d'invoquer contre vous la protection des loix. Mais, par ce témoignage de ma partie, nous sommes, vous mieux puni, & moi mieux vengé, que nous ne l'eussions été par un jugement en justice réglée.

Je vous prie d'obſerver ici (& pour cauſe) que, ſur le fait *de proſtituer ſa plume pour un vil intérêt*, je me ſuis, ſans vous attaquer de ce côté, renfermé dans les bornes d'une légitime défenſe. Mais je ne puis me diſpenſer de vous rappeller une anecdote qu'il ne m'eſt plus permis de taire, depuis que vous vous ètes tout permis contre moi.

Quand ma première conſultation fut imprimée, je vous en envoyai un exemplaire. Peu de tems après nous nous rencontrâmes. Vous me fîtes compliment ſur ce petit ouvrage. Vous ajoutâtes *que, ſi vous euſſiez eu à traiter le même ſujet, vous l'euſſiez traité de même*, & *que vous euſſiez conclu de la même manière*. Je demeurai d'autant plus perſuadé de la ſincérité de votre compliment que, dans vos leçons, toutes les fois que l'occaſion ſe trouvoit de parler des accouchemens tardifs, vous les frondiez de la belle manière, avec toute l'action, l'énergie, & les graces d'expreſſion dont vous ſçavez ſi bien repouſſer les choſes qui ne vous plaiſent pas. Par quelle fatalité, Monſieur, très peu de tems après notre rencontre, un moment, pour ainſi dire, après la profeſſion de foi que vous m'aviez faite, avez-vous abjuré ſubitement la ſaine doctrine, pour afficher, dans un écrit public, le phanatiſme le plus paſſionné pour les longues groſſeſſes? Quel charme ſecret Monſieur Le Bas a-t-il pu mettre en œuvre, pour vous déterminer à faire cette abjuration ſi précipitée & ſi inattendue? Je conviens que, ſur le récit que je viens de vous faire de notre rencontre & de votre converſation avec moi, je ne ſuis pas auſſi fort en preuves que ſur les trois objets précédens; & que, ſi la fantaiſie vous prend encore de recourir au *démenti*, qui eſt la reſſource de vos beſoins, il ne me reſtera que mon affirmation à oppoſer à cet argument.

Il résultera, en un mot, de cette supposition que nous nous trouverons en contradiction de fait. Il n'y a point ici de tiers dont le témoignage puisse vous fermer la bouche. Mais le mal ne sera point encore sans remède. Il nous restera un moyen de terminer le différend à l'amiable. Prenez pour juge votre réputation, pendant que je prendrai la mienne. Pourrions-nous vous & moi, sans renoncer à notre honneur, récuser de pareils arbitres?

Je ne dois pas oublier une note que l'on trouve à la page 7e de la seconde partie de l'écrit qu'assez improprement vous avez intitulé *Rapport en faveur de l'inoculation*. Voici cette note :

On voit bien que je veux parler ici de la querelle qui s'est élevée entre M. Bouvart & moi au sujet des naissances tardives : ce médecin m'a attaqué sans ménagement, je lui ai répondu avec modération. Ceux qui seront curieux de voir avec combien de gloire il s'est tiré de ce combat littéraire, pourront lire la lettre que je lui ai adressée, laquelle fait la seconde partie du recueil des pièces relatives à la question des naissances tardives que j'ai fait imprimer chez d'Houry rue de la vieille Bouclerie.

On ne peut concevoir, Monsieur, que dans un écrit que vous êtes censé avoir composé par ordre de notre compagnie assemblée en vertu d'un arrêt du Parlement : dans un écrit qui roule uniquement sur un objet d'intérêt public, vous ayez pu vous oublier au point de parler, à propos de rien, d'une dispute particulière entre vous & moi, & qui n'a pas le moindre rapport au sujet que vous aviez à traiter. Quelle hardiesse d'ailleurs est la vôtre d'oser dire que je vous ai *attaqué sans ménagement*, pendant que dans ma première consultation il n'étoit, ni ne pouvoit être question de vous ni directement, ni indirectement? C'est depuis la publication de cet ouvrage que vous avez jugé à-propos d'en faire la contrepartie, sans avoir droit ni qualité dans l'affaire: & que, sans que je vous eusse dit quoique ce soit, vous avez commencé à m'insulter, en donnant les douces épithètes *d'absurde & d'odieux*, au refus que j'avois fait d'adopter toutes les extravagances que l'on a débitées sur les naissances prétendues tardives. Dans le même écrit vous me *taxez d'inattention en matière grave*; reproche très-sérieux en soi, mais d'autant plus offensant pour moi que je m'étois moins exposé à le mériter. C'est donc de votre part, & non de la mienne, que la dispute a commencé. Je n'eus pas de peine, dans ma réponse, à prouver que ce reproche *d'inattention en matière grave* c'est vous-même, & non pas moi, qui vous en êtes rendu digne. Je vous ai pleinement convaincu de négligences inexcusables, de falsifications de textes, de dissimulations réfléchies, & d'erreurs aussi grossières que ridicules. Mais je l'ai fait sans sortir des bornes d'une légitime défense. Vous êtes parti de-là pour vomir contre moi un torrent d'invectives, pour répandre dans le public un recueil d'injures que l'on peut qualifier de libelle, & poursuivre criminellement comme tel. C'est donc là, Monsieur (car vous ne m'avez pas fait d'autre réponse) c'est donc là ce que vous appellez avoir *répondu avec modération*. C'est donc là ce chef-d'œuvre *de modération & de politesse* à la lecture duquel vous invitez le public, en lui indiquant le nom & la demeure de votre imprimeur. Se conduire ainsi, qu'est-ce faire, Monsieur, si ce n'est battre le tambour pour se faire une recrue d'admirateurs? C'est dans une telle annonce qu'oubliant que vous êtes l'un des Athlètes &, sans prendre l'aveu des ſpectateurs, vous vous adjugez modeſtement la palme, & que par un même cri de victoire vous chantez votre triomphe & ma défaite. En vérité, Monſieur, je craindrois de vous trop avilir ſi j'imaginois que vous avez été capable de publier de ſens froid une affiche auſſi indécente, où la vérité maſquée toute entière s'éclipſe, pour ne laiſſer voir que l'orgueil le plus épais qui s'épanouit avec la ſincérité la moins équivoque. J'aime beaucoup mieux croire que, quand la fantaiſie vous a pris de vous compoſer ce bouquet muſqué, l'odeur trop forte du parfum vous a monté à la tête, & troublé la raiſon. Puiſſent mes lettres avoir le ſalutaire effet d'un antidote efficace contre le poiſon préparé par vos mains, dont vous vous êtes enyvré! Je ne regretterai ni mon tems, ni ma peine, ſi elles ont la vertu de réparer le déſordre, & de vous rendre à la ſociété tel que vous pouviez être avant ce fâcheux accident. Ce m'eſt force de borner là mes ſouhaits, faute de matière à pouvoir former de plus grandes eſpérances.

Je penſe maintenant avoir ſatisfait à toutes vos objections : ou du moins à celles qu'il étoit de mon devoir de ne pas laiſſer ſans réponſe. S'il y en avoit quelques-unes ſur leſquelles vous me cruſſiez en reſte, je vous prierois de me les indiquer. L'envie de m'acquitter me manque d'autant moins, que, quoique lent à payer, je ne me crois pas inſolvable vis-à-vis d'un créancier de votre eſpèce. Quoique vous ayez terminé votre écrit par une promeſſe ſolemnelle de ne plus me répondre, quelque choſe que je puſſe repliquer, je ne vous tiens point pour lié par cette parole, & je vous en dégage volontiers, autant qu'il eſt en moi de le pouvoir faire. Ceux à qui vous lirez peut-être mes lettres doivent juger, au ton ſérieux qui règne dans la fin de celle-ci, que je suis fort courroucé contre vous. Vous pourrez cependant les assurer qu'il n'en est rien : &, afin que vous ne le croyiez pas vous-même, je ne me vengerai de vos odieux procédés que par un bienfait. Vous trouverez, à la fin de cette lettre, un Supplément dont je vous fais présent, pour être placé à la suite de l'*errata* de cinq articles qui se trouve au pied de votre écrit.

J'ai l'honneur d'être autant qu'il m'est possible,

Monsieur,

Votre très-humble & très-obéissant serviteur,
BOUVART.

A Paris le 1 novembre 1769.

SUPPLÉMENT à l'errata de cinq articles qui se trouve à la fin de l'écrit de Monsieur Petit, Docteur-Régent de la Faculté de Médecine de Paris; Membre des Académies Royales des Sciences de Paris & de Stockolm, de la Société d'Agriculture, Ancien Professeur public d'Anatomie, de Chirurgie, de l'Art des Accouchemens, & Professeur d'Anatomie au Jardin du Roi.

PAGE 1. *LETTRE*. Changez ce titre en un autre qui, s'il est possible, convienne à l'ouvrage. On croit d'abord que l'Auteur a voulu faire une Lettre. Mais il termine son écrit par ce mot *FIN*. Il faudroit donc y substituer ceux qui sont usités pour clorre une Lettre; si l'Auteur n'aime mieux retrancher *l'N* du mot *FIN*, correction qui sera d'autant plus goûtée, qu'elle a déja été devancée par le jugement des connoisseurs. A peine est-il au quart de son écrit, qu'il en a oublié le plan, & qu'il parle au nom collectif *NOUS*. Avant lui l'on ne connoissoit pas de Lettres où cette expression pût convenir, si ce ne sont les Lettres Patentes des Monarques & des Potentats. Son écrit n'est point une Lettre, puisqu'il finit comme un Livre; ni un Livre, puisqu'il commence comme une Lettre. C'est encore moins un billet, puisqu'il a 280 pages, étendue déja plus qu'honnête pour une Lettre. Comment donc baptiser cette production androgine & qu'en dire? si non que l'Auteur vouloit faire un ouvrage, mais qu'il a fait de l'ouvrage.

Page 1. *Monsieur, ayant été consulté sur un point de Doctrine....* vit-on jamais un écrit quelconque commencer par un participe?

Page 18. *S'il étoit possible qu'il exista*, écrivez *existât.*

Page 108. *Pline ne fourni point d'exemples*, écrivez *fournit.*

Page 121. *Il n'y a pas un écrivain qui ne rougi*, écrivez *rougît.*

Page 163. *Ils ont mieux connus*, écrivez *connu.*

Page 270. *Elles ne vous auroient pas échappées*, écrivez *échappé.*

Page 277. *Si l'importance de la question ne l'eût pas exigée*, écrivez *exigé.*

Quand on applique aussi mal les tems des verbes, n'a-t-on pas bonne grace d'entrer en fureur contre celui qui a la charité de nous renvoyer à notre maître d'école?

Page 32. *Engrainure*, écrivez *Engrenure.*

Page 46. *Schirreuse*, écrivez *Skirrheuse*, ou tout au moins *Squirrheuse.* Depuis la page citée jusqu'à la 48e. inclusivement, cette faute se trouve, en neuf endroits (heureusement pour l'imprimeur) assez réguliérement répétée pour qu'on ne puisse pas la lui imputer.

Page 137. *Molle*, écrivez *môle* derrivé de *mola, galette.*

Voilà trois mots purement techniques assez impurement orthographiés, quoiqu'ils soient relatifs aux matières (l'Anatomie & l'art des Accouchemens) que l'auteur fait profession d'enseigner avec autant de gloire que de succès. A qui donc s'adresser desormais pour les écrire correctement, si les maîtres de l'art les estropient ainsi?

Veut-on voir des noms propres assez malproprement écrits? En voici un assez bon nombre.

Page 123. *Schenchius*, écrivez *Schenkius.*

Page 250. *Teikmeyer*, écrivez *Teichmeyer.*

Page 56. *Valmont de Bomare*, écrivez *Bomare de Valmont.*

Page 129. *M. De Buffons*, écrivez *De Buffon.* La même faute se retrouve aux pages 134, 246 & 282. On ne seroit guère plus inexcusable de mal écrire son propre nom, que celui d'un confrère de la célébrité de Monsieur de Buffon, avec lequel on est lié par le commerce des Sciences.

Page 137. *Burcel*, écrivez *Buccel.*

Page 247. *Goelik*, écrivez *Goelike.*

Si ces deux fautes sont uniques, on auroit tort d'en faire un reproche à l'auteur, puisqu'il n'a employé ces deux noms qu'une fois chacun. Autrement il n'eût pas manqué de multiplier les fautes. On doit le présumer du moins sur ce qu'il a corrompu les noms suivans autant de fois qu'il a eu occasion de les employer.

Page 144 & 282. *Matthoeus*, écrivez *Matthæus.*

Page 220 & 226. *Doloeus*, écrivez *Dolæus.*

Page 241, 242 & 243. *Arnisoeus*, écrivez *Arnisæus.*

Page 220 & 228. *Ethmuller*, écrivez *Ettmuller* ou *Etmuller.*

Page 134 & 182. *Du Laurent*, écrivez *Du Laurens.*

Veut-on voir à présent des mots de l'usage le plus commun mal ortographiés? En voici une liste assez ample pour contenter les amateurs.

Page 71. *La piquure d'un Vers*, écrivez *d'un Ver.*

Page 127. *Pancher*, écrivez *pencher.*

Page 111. *Vitieuse*, écrivez *vicieuse.*

Page 146. *inadvertance*, écrivez *inadvertence.*

Page 217. *Phoenomènes*, écrivez *phænomènes*, ou *phénomènes.*

Page 68. *rallentir*, écrivez *ralentir*.

Page 69. *ammener*, écrivez *amener*.

Page 105. *douxième*, écrivez *douzième*.

Page 116. *Prêteur*, écrivez *préteur*.

Page 118. *Interprêtations*, écrivez *interprétations*.

Page 144. *Simulâcres*, écrivez *ſimulacres*.

Page 144. *Ces deux Meſſieurs Bouvart ſont ſtrictes & précis*, écrivez *ſtricts*.

Page 125. *Des recits infidels*, écrivez *infidèles*. Cette faute eſt l'inverſe de la précédente. Elle a le mérite de la variété.

Page 71. *Les grappes de raiſin ne quittent point le ceps.* Pour ne pas trop gêner l'auteur, on lui donne le choix de dire *les ceps*, ou *le Cep*; mais il faut qu'il opte. Ce ne ſont juſqu'ici que des fautes de correction. L'on va voir à préſent de très-agréables impropriétés de termes.

Page 4. *Par des titres plus légitimes que vos écritures. Écritures*, pour dire *écrits*, ne s'emploie point dans le ſtile littéraire. C'eſt un mot conſacré aux procédures.

Page 54 & 60. *terme préfix*.

Page 13 & 75. *Suſdits*.

Page 260. *De la force & vertu ſecrète*.

Tout cela ſent encore bien ſon faiſeur *d'écritures*.

Page 185. *L'opinion qu'ils ſe ſont fourrée dans la tête.* Ce mot *fourrée* eſt impropre & même bas, du moins appliqué comme il l'eſt.

Page 271. *Une groſſe faute.* Si cela ſe dit, on peut bien dire auſſi une *grande pomme*.

Page 281. *Des motifs que l'équité répudie. Répudier*, dans notre langue, ne ſe dit qu'au ſens propre & jamais au figuré. On dit *répudier une femme*; mais non pas *répudier* des *motifs*, *des raiſons*, ni des *moyens*.

Page 115, 136, 116, & dans bien d'autres endroits, le mot *gens* eſt employé juſqu'à quinze ou vingt fois, & le plus ſouvent de manière à emporter une idée de mépris. On ſoupçonne d'autant moins l'auteur de vouloir mépriſer ou traiter qui que ce ſoit avec hauteur, que *le ton de modération & de politeſſe* (à ce qu'il proteſte) regne dans ſon ouvrage. D'un autre côté il ignore ſupérieurement la propriété des termes & les délicateſſes de la langue. Ces raiſons ont déterminé à placer le mot *gens* ſous le titre des expreſſions impropres.

Page 86. *Mon cher Monſieur.* Cette manière d'apoſtropher les perſonnes étoit autrefois affectueuſe. Aujourd'hui elle eſt, en quelque ſorte, mépriſante. Il n'y a que les hommes élevés par leur naiſſance ou leur dignité qui l'emploient envers ceux de baſſe condition, & cela pour marquer davantage la diſtance qui les ſépare. *Hé bien, Mon cher Monſieur* (dira un grand Seigneur à ſon ſellier, ou à ſon tailleur) *ma voiture ſera-t-elle bientôt prête? Quand m'apporterez-vous mon habit?*

Page 54. *En rigueur*, écrivez *à la rigueur.*

Page 59. *En place de ces mots*, écrivez *à la place.*

Page 70. *Heureuſement que pour faire ſentir*, écrivez *heureuſement pour faire ſentir.*

Page 268. *L'ouvrage imprimé étoit du double du manuſcrit*, écrivez *étoit double.*

Toutes ces expreſſions, qui paroiſſent ſortir d'une boutique d'artiſan, figureroient aſſez joliment dans le ſtile de Vadé.

Page 275. *Je ſuis un méchant qui a mérité votre indignation.* Quoique celle-ci ſoit très-incorrecte, l'adverſaire de l'auteur la lui pardonne en conſidération de l'ingénuité de ſon aveu.

Page 72. *Quand les difformités ſont par trop choquantes.* Pour cette autre, elle ne mérite pas la même indulgence. Ce ſeroit être *par trop* bon que de la paſſer ſans rien dire. Elle eſt *par trop* baſſe, *par trop* populaire & *par trop* mauſſade, dans la bouche d'un *ancien Profeſſeur*, *d'un membre de tant & tant d'Académies*, & de plus *auteur de deux pièces dramatiques* inſcrites dans le Dictionnaire des Théâtres.

Page 246. *C'eſt être furieuſement à court de bonnes raiſons.* Pas tant que l'auteur eſt *à court* de bonnes expreſſions.

Page 127. *Les auteurs ſont pluſieurs en nombre.*

Page 334. *Il vous paroît apparent.*

C'eſt parler proprement le patois de la Servante Martine, dont Béliſe dit ſi judicieuſement,

> *Et les moindres défauts de ce groſſier génie*
> *Sont ou le Pléonaſme, ou la Cacophonie ;*

Critique bien juſte du langage de Martine, mais trop rigoureuſement appliquée à ſa perſonne, puiſque la pauvre créature n'étoit (du moins que l'on ſache) d'aucune faculté, d'aucune Académie, de Paris, de Stockholm, ni de la Société d'Agriculture, ni ancien Profeſſeur, ni ſeulement auteur du moindre petit Drame inſcrit (avec tant d'autres) dans le Dictionnaire des Théâtres.

Page 194. *L'autel à la face de qui.* Il devroit y avoir *duquel* ; à moins que l'auteur n'ait entendu perſonnifier un *Autel.* Mais la proſopopée ſeroit preſque auſſi hardie que la plupart des faits qu'il avance.

Page 86. *Voici du tout neuf & du très-piquant.*

Si ce ſont ces paroles qu'il a voulu donner pour *du tout neuf*, il a grande raiſon. Mais qu'il a grand tort s'il veut les faire paſſer pour *du très-piquant !* C'eſt au contraire *du très-plat.*

Page 88. *Vous cherchez à éviter une injuſtice & vous en commettez une foule.* Si cela ſe peut dire qui empêche qu'on ne diſe auſſi ? Vous avez commis *une foule de colères, d'extravagances, d'ignorances & d'âneries.*

Page 279. *Une faute de copiſte ou d'imprimeur n'influe en rien ſur le fond d'un raiſonneur clair.*

L'on ignore ſi cette phraſe eſt Allemande ou Suiſſe : mais au moins ſçait-on que quiconque eſt capable de s'exprimer ainſi eſt moins fondé que qui que ce ſoit à traiter le diſcours des autres *de Galimatias & d'inintelligible jargon.*

Page 3. *Façon de penſer.* Ce mot a été plus uſité dans ce ſens qu'il ne l'eſt aujourd'hui. Dans le ſtile noble il a un peu vieilli. On dit plus élégamment *manière*, que *façon* de penſer. Outre la page citée, l'auteur le répète aux pages 19, 20, 32, 42, 80, 110, 111, 117, 120, 132, 106, 172, 216, 229, 233, 242, & peut-être encore ailleurs, d'où l'on peut conclure qu'il tient beaucoup aux *façons.* Mais il faut être équitable. On ne diſconvient point qu'en certaines rencontres on ne puiſſe faire du mot *façon* d'heureuſes applications, ſur-tout au ſens figuré. Quand, par exemple, on ſe propoſe de repouſſer des injures & de mauvais traitemens ; on peut très-bien dire métaphoriquement de ſon homme : *Il m'a mal habillé ; mais je lui ferai payer chèrement la façon de l'habit.*

www.ingramcontent.com/pod-product-compliance
Ingram Content Group UK Ltd.
Pitfield, Milton Keynes, MK11 3LW, UK
UKHW020250180726
13839UKWH00001B/278

9 782329 487496